AF469476

RECHERCHES

MÉDICO-TOPOGRAPHIQUES

SUR

ROME ET L'AGRO ROMANO.

Ouvrage du Docteur Médecin I.B. Michel

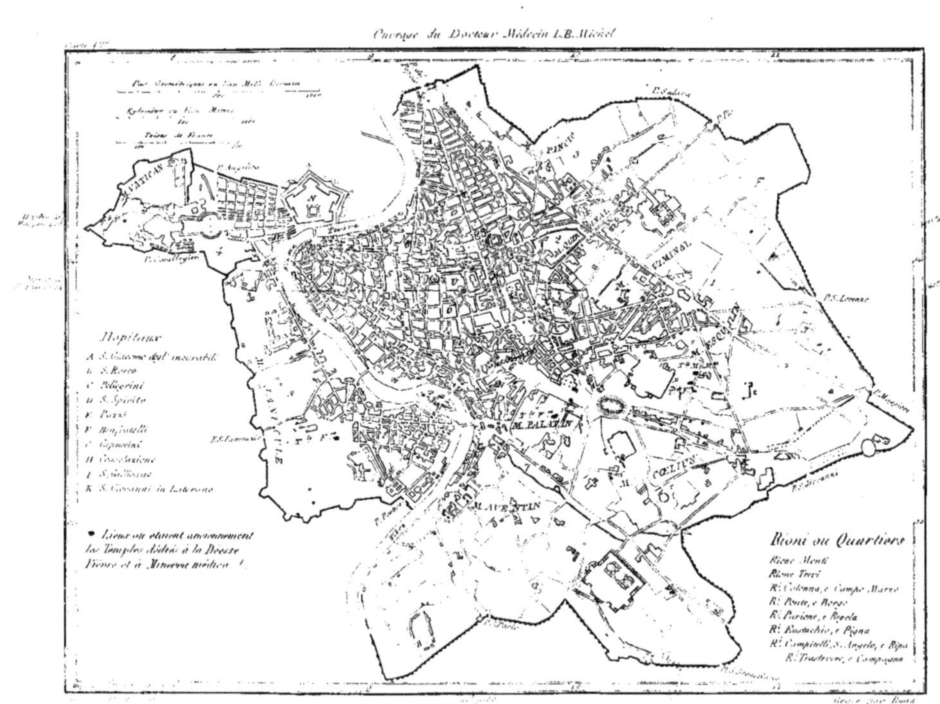

Hopitaux
A S. Giacomo dell' incurabili
b S. Rocco
c Pellegrini
D S. Spirito
E Pazzi
F Benfratelli
G Cappuccini
H Convalescenza
I S. Gallicano
K S. Giovanni in Laterano

* Lieux où étoient anciennement
les Temples dédiés à la Déesse
Vénus et à Minerve médica

Rioni ou Quartiers
Rione Monti
Rione Trevi
R: Colonna, e Campo Marzo
R: Ponte, e Borgo
R: Parione, e Regola
R: Eustachio, e Pigna
R: Campitelli, S. Angelo, e Ripa
R: Trastevere, e Campagna

M. VATICAN
P. Angelica
P. Cavalleggieri
M. JANICULE
PINCIO
QUIRINAL
M. ESQUILIN
M. PALATIN
M. COELIUS
M. AVENTIN
P. Salara
P. S. Lorenzo
P. Maggiore
P.S. Pancrazio
P.S. Paolo

Plan Géométral de la Ville de Rome dans son état actuel en l'an 1804

RECHERCHES

MÉDICO-TOPOGRAPHIQUES

SUR

ROME ET L'AGRO ROMANO

DIVISÉES PAR MÉMOIRES, ET ORNÉES DE CARTES

TOPOGRAPHIQUES COLORIÉES

PAR J. B. MICHEL,

Docteur en Médecine, Médecin des armées de
Sa Majesté l'Empereur et Roi, Associé correspondant des Sociétés de Médecine de Bologne, d'Encouragement des Sciences et des
Arts de Milan etc. et Médecin en chef de
l'Hôpital Militaire de Rome.

TOME PREMIER.

A ROME,

DE L'IMPRIMERIE DE DEROMANIS

M. DCCC. XIII.

RECHERCHES
MÉDICO-TOPOGRAPHIQUES
SUR
ROME ET L'AGRO ROMANO

Romæ scribo, et in aëre Romano.

B\GLIVI.

PREMIER MÉMOIRE.

Description de Rome. Climat et son influence sur tous les systémes, principalement sur celui des nerfs. Air. Vents. Eaux. Lieux salubres et insalubres, causes de cette distinction, maladies qu' on y observe. Considérations sur Rome Antique et Moderne comparées sous le rapport de l'insalubrité relative.

CHAPITRE PREMIER.

Description de Rome.

Rome, la seconde Ville du grand Empire, riche encore de ses ruines imposantes que le temps et les barbares n'ont pû entièrement détruire, est située sous la zône tempérée, c'est à dire sous le cinquième climat, en partant du commencement du cercle équino-

I

xial, comme l'ont observé *Marsilio Cagnato*, *Petronio*, *Panarolo* (1) et autres auteurs. Elle est bornée, au nord, par la Toscane et le royaume d'Italie, au sud, par le royaume de Naples, à l'est, par l'adriatique, et à l'ouest, par la méditerranée.

Rome vue de la tour du palais impérial de *Monte-Cavallo* présente une figure cratériforme, et offre à l'oeil de l'observateur un spectacle aussi agréable qu'imposant. Ses monuments magnifiques, ses grandes lignes, ses belles dispositions ont un lustre, un éclat, qu'on chercheroit vainement ailleurs. Tout ce qui tient à cette ville unique, à cette ancienne maîtresse du monde semble commander l'enthousiasme: son nom, son aspect et les souvenirs qu'elle fait naître forcent à l'admiration, et tiennent lieu des réalités qui lui manquent.

La Ville est dominée (*extra muros*) au nord, par les monts de la Toscane, à l'est, par ceux du Latium, et à l'ouest, par le mont Cimino ou de Viterbe: par des montagnes plus

---

(1) *Marsilio* de Romani aëris salub. *Petronio* de victu Roman. *Panarolo* Aërologia ec.

voisines et moins élevées, elle l'est, au nord, par celles de Terni, d'Amelia, d'Otricoli et Pincio, au nord-est, par celles de Tivoli, à l'est, par celles de Frascati et d'Albano, à l'est nord-est, par celles nommées Algides, et au sud enfin par une colline assez élevée nommée *Monte Testaccio*. Le circuit des murs est d'environ seize milles: mais il faut observer qu'il y en a plus de la moitié occupée par des maisons de campagne ou *villa*, des jardins et des vignes.

On compte de nos jours douze portes par lesquelles on peut entrer dans la ville. Il y en a deux au septentrion : la *porta del Popolo*, la *porta Salara*; quatre au levant : la *porta Pia*, la *porta San-Lorenzo*, la *porta Maggiore*, la *porta San-Giovanni*; deux au midi: la *porta San-Sebastiano*, la *porta San-Paolo*; enfin quatre au couchant: la *porta San-Pancrazio*, la *porta Cavalleggieri*, la *porta Angelica*, et la *porta Portese* (1) sur la rive occidentale du Tibre (2).

Le Tibre, l'un des fleuves les plus célébres de

---

(1) La difficulté de franciser certains mots italiens, et la crainte de leur donner une acception amphibologique m'ont détermin! à conserver la plus grande partie de ces mots dans leur langue propre.

(2) Voy. la carte première.   1 *

l'Europe, traverse Rome du nord, au midi le long du couchant, et cotoie le Janicule. Il prend sa source dans les Appennins et va se jeter dans la mer à Fiumicino à 18 milles de Rome, après un trajet de 150 milles. A la fin d'octobre ou en novembre et décembre, c'est à dire à l'époque des pluies abondantes, il sort quelque fois de ses limites, et inonde même certains quartiers, de manière à ce qu'on ne peut y passer qu'en bateau. Ce fleuve dont l'eau est toujours jaunâtre, comme l'a dit *Horace* dans ces mots, *Vidimus flavum Tiberim*, sépare la ville en deux parties inégales. La plus considérable comprend tout l'ancien champ de Mars et une grande partie des monts; les quartiers du *Trastévere* et de la *Città Leonina* (1) forment l'autre partie qui se trouve réunie à la première par quatre ponts nommés, *ponte Sant'Angelo* (olim *Ælius*) *ponte Sisto* (olim *Janiculensis*), *ponte Quattrocapi* (olim *Fabricius*), *ponte San-Bartolomeo* (2) (olim *Cestius*). Il y a un cinquième pont sur le Tibre appelé *ponte Molle* (olim

------

(1) Ou *Rione di Borgo.*

(2) Ces deux derniers ponts se suivent et traversent l'île Tibérine.

Milvius), il est hors des murs, vers l'extrémité de la *via Flaminia* et sur la route de France.

La Ville (*intra muros*) offre sept monts qui se sont courbés sous le poids des siècles, et dont l'éboulement partiel, en en diminuant la hauteur, a servi à élever le sol de Rome moderne depuis vingt jusqu'à quarante pieds, comme on peut en juger par l'enfoncement où se trouvent maintenant les bases de la colonne Trajane, des arcs de Septime Sévère et de Constantin, de l' étonnant Colisée, du Panthéon et de tant d'autres monuments qu'on découvre aujour- dhuy dans l'ancien *Forum Romanum*. Ces sept monts de hauteur et de forme diverses qui sont au nord-est, le *Quirinal*, le *Viminal* et l'*Es- quilin*; à l'est, le *Coelius* et le *Palatin*; à l'est- sud-est, l'*Aventin*, et à l'ouest le *Janicule* (1) firent surnommer Rome la ville des sept colli- nes par *Fabius Pictor*, par *Properce*, par *Statius* et tant d'autres. Ces monts autrefois très-peu- plés sont actuellement presque déserts.

Il y a encore dans la Ville des parties élevées nommées *monte Citorio*, *monte Giordano*, *mon- te Savelli* qui se sont formées aux dépens des décombres qu'on y a apportés. Quand je trai-

---

(1) Voy. la carte première.

terai de l'insalubrité de certains lieux, je ferai mention d'une autre colline, connue sous le nom de *Colle degli ortuli* (*Collis hortulorum*), qui était hors des murs de Rome ancienne et qui maintenant y est comprise.

Rome moderne s'est éloignée de la partie est et sud-est, pour se rapprocher de l'ouest, du nord et nord-ouest. Cette partie. comprend tout l'ancien champ de Mars autrefois inhabité, et consacré entièrement aux luttes, aux jeux et aux exercices militaires. Ce ne fut qu'après l'exil de Tarquin que cette vaste plaine devint une propriété publique dans laquelle on n'a commencé à bâtir quelques maisons que sous le regne d'Auguste. On rapporte qu'au temps où vivoit Cicéron il avoit été déja question de la rendre habitable. Ce projet médité, pendant plusieurs siècles, par la sage antiquité, n'a été exécuté qu' à dater de l'époque où Robert Guiscard sous Grégoire VII et Henri II devasta toute la partie orientale de la ville, vers Saint Jean de Latran: et ce ne fut qu'alors qu'un grand nombre d'habitans, se trouvant sans asile, furent obligés de se retirer dans le champ de Mars, où ils se sont fixés, et où se trouve de nos jours la masse de

la population qui est aujourdhuy d'environ
cent dix à cent 12 mille Ames (1). La ville

----

(1) La prémière tradition que j'ai pu me pro-
curer sur la population de Rome antique date de
l'an 179 de son édification; à cette époque on comptoit 64 000 habitants : en l'an 239 = 400 ccc; en 642
= 910 ccc; du temps d'Auguste 4ccc ccc, et enfin sous
Claude 6960 ccc. Quoique *Pline* ait dit que les fau-
bourgs de Rome s'étendoient depuis le vieux Otricoli
jusqu'à Tivoli et Ostia, cette population semble encore
excessive pour la ville de Rome seulement. Cependant
Polybe (hist. roman.), et *Egésippe* (de rebus forti-
ter gestis Judaeorum), voulant donner une idée de
l'enorme consommation de grains que faisoient les Romains, ont dit qu'ils dévoroient l'Afrique en huit mois
et l'Egypte en quatre, ce qui prouve combien la population étoit nombreuse à cette époque. Aucun auteur n'a spécifié si cette immense population n'étoit
que pour Rome, ou si l'on y a voulu comprendre
tous les individus des pays voisins à qui l'on avoit
accordé le titre de citoyen romain . *Pline* a dit autre part que Rome ancienne comprenoit une étendue
de 70 milles, mais *Fabretti* soutient qu'on doit entendre par là que toutes les rues réunies ensemble
faisoient 70 milles . J. A. *Riccy* dans son ouvrage
sur Rome antique pretend que Rome ne s'étendoit
pas jusqu'à Ostia, Tivoli et l'Ariccia. (*dell'antico pago
lemon. p.* 9.)

est grande et bien percée; les maisons y sont assez élevées; les rues et les places sont généralement belles; leur vaste étendue promêt au premier abord une grande salubrité. Vaine promesse, apparence trompeuse, qui sous des déhors enchanteurs cache le principe du mal dont bientot on éprouve les effets. Cette opinion n'est ni un préjugé populaire, ni un caprice de l'imagination; mais une de ces vérités malheureuses sanctionnées par l'expérience. Je me réserve de démontrer autre part les causes d'un aussi étrange phénomène.

CHAPITRE SECOND.

Climat, et son influence.

Si cette masse d'air, qui nous environne, agit d'une manière prépondérante sur tous les êtres qui habitent le globe, elle éprouve à son tour, de la part de ce dernier, les effets d'une réaction puissante qui la modifie, et change pour ainsi dire sa physionomie primitive. Les exhalaisons diverses de la terre, qui dépendent de la nature du sol et des eaux qui l'arrosent, influent singulièrement sur l'air, qui de son côté éxerce son empire sur tout ce qui vit. A ces exhalaisons diverses qui modifient les propriétés de l'air, joignons la latitude ou la distance à l'équateur, les saisons différentes, les vents, la qualité des eaux et du sol, l'exposition plus ou moins élevée des terrains, nous trouvons, dans le résultat de cet ensemble, la nature du climat que nous cherchons à connoître. D'après cela on conçoit facilement qu'une même latitude peut présenter des . climats différents et même souvent opposés. *Chaque latitude a son empreinte et chaque climat sa couleur*, a dit *Cabanis* (1); en effet l'ensemble des circonstances inhérentes et propres à chaque localité donne à tous les climats un caractère particulier.

Le père de la médecine dans son savant traité *de aëre aquis et locis* nous a enseigné l'importance que l'on doit attacher à l'influence des climats sur nos organes, puisqu'il regardoit cette influence comme la cause puissante et sans cesse renaissante

____

(1) Cabanis t. 2. p. 165. rapp. du phys. et du moral de l'homme. Influence des climats sur les habitudes morales, IX mémoire.

de nos maladies. Il a le premier établi la doctrine de l'influence des climats sur les habitudes morales des peuples, et après lui ce champ si fertile à été merveilleusement cultivé par *Macquart* (1), *Cabanis* (2), et tout récemment par le docteur *Virey* (3). C'est ici le lieu de rappeler l'opinion de *Montesquieu.* Il dit dans son bel ouvrage sur l'esprit des lois que les lois, les usages et le genre des gouvernements de chaque peuple ont un rapport avec ses passions, ses gouts, ses moeurs, et que ces mêmes lois sont rélatives au physique du pays, au climat glacé, brulant, ou tempéré (4). *Scemmering* (5) et *Blumenbach* (6) ont aussi traité cette matière. L'un parle des variations que les climats font

---

(1) Macquart art. climat, encicl. méth. médecine tom. IV. 11. part. pag. 88c.

(2) Cabanis ouvrage et mémoire cités.

(3) Voy. l'art. climat, dict. des sciences méd.tom. V. pag. 33c.

(4) Espr. des lois, liv. I. chap. III. et liv. V. chap. XV.

(5) Soemmering uber die Koerperliche verschiedenheit des Negers vom Europäer.

(6) Blumenbach de generis human. varietate.

éprouver à la forme des crânes humains dans les différents pays, l'autre considère l'effet individuel que quelques climats opèrent d'une manière singulière sur les animaux. *Wilson* (1) d'un autre côté a enseigné l'influence du climat sur les végétaux, et si les découvertes en ce genre sont moins étendues, c'est que les phénomènes sont plus difficiles à apprécier.

Blumenbach, tout en nous démontrant l'influence du climat, parle aussi de celle qu'exerce la nourriture sur les hommes et les animaux; il regarde la nourriture comme une des causes occasionnelles de dégénération parmi les espèces. D'après cet auteur elle peut changer peu-à-peu la conformation, la couleur et toute la constitution des corps organisés: il a fait, ainsi que *Soemmering,* connoître que les climats différents apportoient des variétés dans la forme des crânes, dans la couleur, dans la texture des poils, dans la taille et dans la figure.

------

(1) Wilson, observations relative to the influence of climat on vegetable and animal bodies, in 8. London 1780.

Camper a prétendu aussi que la diversité qu'on remarque dans les traits des différents peuples est l'effet du climat et des aliments.

Mais le célèbre *Barthez* (1) a savamment observé que l'influence sensible, que le climat a sur les organes extérieurs, étoit moins importante à considérer que celle qu'il a sur les formes intérieures de la constitution; en effet les étrangers qui viennent habiter Rome, reçoivent en peu de temps l'empreinte du nouveau climat, et bientot on voit naître chez eux des maladies inhérentes aux localités, et endémiques du pays. L'action des médicaments étant toujours proportionnée à la manière d'être et au dégré de sensibilité des organes qui en reçoivent l'impression; le rhythme habituel des fonctions qui leur sont propres éprouvant des modifications à chaque changement de climat (2), on ne sauroit dis-

---

(1) *Barthez* nouv. élém. de la science de l'homme. Paris 1806.

(2) Tel remède, qui dans les pays froids n'a que peu ou point d'action, devient souvent très-énergique dans un climat chaud. *Linné* rapporte que les Lapons se purgent familièrement avec l'huile de tabac (*ni-*

convenir que chaque pays doit avoir sa médecine particulière. *Unicuique regioni sua est
medicina, sua methodus* (1). Cette vérité bien
sentie par *Hippocrate* (2) , *Celse* (3) , *Hoffmann* (4) , *Krüger* (5) , *Lind* (6), *Pringle* (7),

---

cotiana tabacum) et qu'ils l'emploient dans les coliques spasmodiques, tandis que c'est pour nous un
affreux poison. Les paysans russes mangent des cham-
pignons vénéneux pour le reste du continent. Quel
abus ne fait-on pas et n'at-on pas fait dans le nord
de la cigüe (*conium maculatum*), de la belladone
(*atropa belladona*) et de l'aconit (*aconitum na-
pellus*) ? les narcotiques au contraire sont moins nuisibles, ainsi que l'a observé *Barthez* (ouvr. cit.), dans
les pays chauds que dans le nord, ce qui explique
l'abus qu'on en fait en orient.

(1) Baglivi prax. medic.

(2) De aere, aquis et locis.

(3) Corn. Cels. de medicina etc.

(4) De medendi methodo varia pro climatis diver-
sitate. Halae 1734.

(5) Dissert. de diversit. corpor. morbor. et cura-
tion. secundum regiones Europae in 4. Halae 1744.

(6) Essai sur les malad. des Européens dans les
pays chauds, trad. de l'anglois 1785.

(7) Maladies des armées.

Baglivi (1), et tant d'autres médecins célébres trouve parfaitement son application à
Rome où la nature du climat semble ordon-
ner de n'user qu'avec la plus grande modé-
ration de certains médicaments énergiques ,
tels que le *muriate sur-oxigéné de mercure,*
l'ammoniure de cuivre , l'arseniate de potas-
se , le muriate de barite, plusieurs purgatifs
drastiques, et remèdes nervins très odorants.
L'expérience a démontré plus d'une fois les suites funestes de leur emploi mal-calculé. Indépendamment des changements que les climats
divers peuvent opérer dans notre constitution
physique et morale, indépendamment, dis-je,
de l'expérience qui prouve que le systême
s'habitue très-souvent aux climats les plus
mal-sains, cela n'empêche pas que le tempérament des personnes qui ne sont pas ori-
ginaires d'un pays, ou qui n'y ont pas vécu
jusqu'à l'âge de l'adolescence, tout en éprouvant des changements et des modifications ne
cesse jamais de conserver ce caractère géné-
rique essenciel dépendant d'une organisation
primitive qui lui est propre. Ne voyons-nous

---

(1) Baglivi opus cit.

pas tous les jours des convalescens ne se
rétablir qu'après s'être rendus dans leur pays
natal, quelque soit le nombre d'années qu'ils
ont passées dans le pays où ils ont contracté
la maladie? l'air natal n'est-il pas, pour beaucoup de malades, l'unique spécifique, et ne
guérit-il pas une infinité d'affections que l'art
médical n'a pu détruire? la maladie du pays
n'est-elle pas la preuve la plus sensible de
l'empire que l'air exerce sur l'organisation
physique et morale? je conclus, d'après cela, que chaque pays a un climat particulier,
que chaque climat imprime sur nos organes des caractères sensibles seulement connus par leurs effets, et qu'il existe réellement
une affinité inappréciable entre le systême
vivant et le climat dans lequel on naît.

Toutes ces considérations nous font sentir,
combien il est avantageux de naître sous un
ciel pur, puisque c'est en lui que réside l'ali-
ment de la vie. Cette opinion est généralement adoptée, et *Marsilio Cagnato* auteur romain du XVI siècle dit au commencement
de son commentaire, *quod aqua piscibus, hoc
cum reliquis viventibus, tum ipsis hominibus
aër est ; utque quò sunt aquae puriores, et*

lucidiores, eò pisces nascuntur in eis suavio-
res, et salubriores, ita quò est aër purior, te-
nuiorque, eo magis, ut aliis viventibus, sic ipsis
hominibus salutaris est (1).

Rome a son caractère distinctif. Nulle part,
l'on ne voit des transitions aussi subites du
chaud au froid et *vice-versa*; nulle part, le
retour périodique de chaque saison n'est moins
sensible et plus brusque; nulle part, on ne
ressent à toutes les époques de l'année et
aussi fréquemment les vents de sud et tous
ses intermédiaires; nulle part, enfin, on ne
voit des saisons si bisarres et autant de variations météorologiques, puisque l'on y ressent
souvent dans la même journée la température moyenne de deux ou trois saisons différentes. Ce sont ces anomalies atmosphériques,
ces oscillations de froid et de chaud qui sont
la source féconde d'où dérivent une série
de maladies nerveuses, rhumatismales et lym-
phatiques qu'on voit régner si abondamment
dans cette ville. Je citerai à ce sujet le passage suivant de *Galien: est praeterea obser-*
vata magna hujus varietas, et inconstantia

____

(1) Op. cit.

quam facile ferre natura hominis nescit (1), ainsi que celui d'Hippocrate sur le même objet. *Visus est illas regiones damnare, in quibus tempora magnopere creberrima mutantur* (2).

Le docteur *Thouvenel* (3), dans son traité du climat d'Italie, a judicieusement observé que dans la plupart des régions d'Italie, si le méphitisme compte pour deux parmi les causes des maladies les plus ordinaires, l'intempérie, c'est à dire le passage du chaud au froid, doit compter pour dix. Ce savant médecin, qui a écrit sur le climat d'Italie *ex professo*, est donc pénétré de cette vérité sanctionnée par les observations journalières, que les bisarreries atmosphériques sont les causes les plus puissantes des maladies. C'est ainsi que le climat inconstant et l'atmosphère toujours humide de Rome développent des tempéraments nerveux, et qu'ils diminuent en même temps la tonicité des organes et l'énergie des forces musculaires.

---

(1) Lib. art. med. cap. 86.
(2) De aëre, aq. et loc. lib. 2.
(3) Traité du climat d'Italie. Vérone 1797.

En général, le climat de Rome est doux, mais inconstant. Cette dernière propriété est une des principales causes de son insalubrité contre laquelle l'hygiène seule peut lutter avec avantage.

L'inconstance journalière de la température n'apporte, cependant ici comme par tout, que très-peu de variations dans les dégrés de la chaleur moyenne de chaque saison et de chaque année, comme on est à même d'en juger par les tables suivantes, extraites des observations astronomiques faites à l'observatoire du Collége Romain par MM. *Calandrelli* et *Conti* professeurs de l'université Grégorienne dans le même Collége (1).

Ces observations ont été continuées pendant 21 ans sans interruption à dater de 1782 jusqu'en 1801 inclusivement, et ont été faites avec l'exactitude et le talent qui distinguent ces deux savants. De 1801 à 1811 les recherches astronomiques ont été suspendues ou au moins n'ont été consignées nulle part. Depuis 1811 ces deux professeurs ont repris et

---

(1) Opuscoli Astronom. e Fisici di *Giuseppe Calandrelli* e *Andrea Conti*. Roma 1807.

continué leurs observations astronomiques et météorologiques, même avec plus de précision qu'auparavant; car au lieu de deux observations par jour, ils en ont fait trois , à des heures différentes, ce qui rend leur travail pour ces deux dernières années 1811 et 1812 (1) plus exact et plus intéressant.

---

(1) Opuscoli Astronomici di *Giuseppe Calandrelli* e *Andrea Conti* con Appendice. Roma 1815.

OBSERVATIONS THERMOMÉTRIQUES		HYVER Décembre Janvier Février		PRINTEMPS Mars Avril Mai		ÉTÉ Juin Juillet Aout		AUTOMNE Septembre Octobre Novembre	
		dég.	dix.	dég.	dix.	dég.	dix.	dég.	dix.
1782 Chaleur	Max. moy.	10	4	17	3	23	1	16	6
	Min. moy.	-0	6	4	0	14	8	7	4
Année Moyenne		4	4	10	6	19	0	12	0
1783 Ch.	Max. moy.	10	8	14	4	22	5	17	8
	Min. moy.	2	6	6	3	14	9	8	5
An. moy.		6	7	10	3	18	7	13	1
1784 Ch.	Max. moy.	10	8	16	2	23	3	17	0
	Min. moy.	1	6	6	6	15	4	8	6
An. moy.		6	2	11	4	19	4	12	8
1785 Ch.	Max. moy.	10	5	15	5	21	7	18	2
	Min. moy.	2	9	5	0	14	4	8	6
An. moy.		6	6	10	2	18	0	13	4
1786 Ch.	Max. moy.	9	9	15	9	21	6	16	6
	Min. moy.	2	2	6	8	13	9	7	9
An. moy.		6	1	11	3	17	7	12	5
1787 Ch.	Max. moy.	9	6	13	5	23	5	17	9
	Min. moy.	1	6	5	7	14	7	7	6
An. moy.		5	6	9	6	19	1	12	7
1788 Ch.	Max. moy.	11	1	15	4	23	8	17	5
	Min. moy.	0	3	7	3	15	7	8	3
An. moy.		5	7	11	4	19	8	12	9
1789 Ch.	Max. moy.	12	7	14	3	25	5	19	6
	Min. moy.	-1	1	4	9	12	0	5	3
An. moy		5	8	9	4	18	8	12	4

OBSERVATIONS THERMOMÉTRIQUES		HYVER Décembre Janvier Février		PRINTEMPS Mars Avril Mai		ÉTÉ Juin Juillet Août		AUTOMNE Septembre Octobre Novembre	
		dég.	dix.	dég.	dix.	deg.	dix.	deg.	dix.
1790 Ch.	Max. moy.	12	6	17	9	24	9	21	2
	Min. moy.	-0	3	4	1	13	1	7	0
An. moy.		6	1	11	0	19	0	14	1
1791 Ch.	Max. moy.	12	9	18	9	26	4	20	7
	Min. moy.	-0	2	6	4	13	5	5	6
An. moy.		6	6	12	7	19	9	13	2
1792 Ch.	Max. moy.	13	1	19	9	26	4	20	5
	Min. moy.	-0	2	6	3	13	1	5	9
An. moy.		6	3	13	1	19	7	13	2
1793 Ch.	Max. moy.	12	5	16	3	26	9	20	6
	Min. moy.	-0	5	6	3	12	7	7	5
An. moy.		6	0	11	3	19	8	14	1
1794 Ch.	Max. moy.	13	0	20	1	25	5	19	5
	Min. moy.	0	4	7	2	13	2	4	7
An. moy.		6	5	13	6	19	4	12	1
1795 Ch.	Max. moy.	12	2	16	4	25	6	20	1
	Min. moy.	-0	9	7	1	13	2	7	8
An. moy.		5	6	11	7	19	4	14	0
1796 Ch.	Max. moy.	12	9	18	4	25	6	20	5
	Min. moy.	0	3	6	3	13	4	8	2
An. moy.		6	6	12	4	19	5	[illegible]	4
1797 Ch.	Max. moy.	12	8	17	1	28	1	20	2
	Min. moy.	1	9	6	4	12	1	8	8
An. moy.		7	4	11	8	20	1	14	5

OBSERVATIONS THERMOMÉTRIQUES	HYVER		PRINTEMPS		ÉTÉ		AUTOMNE	
	Décembre Janvier Février		Mars Avril Mai		Juin Juillet Août		Septembre Octobre Novembre	
	dég.	dix.	dég.	dix.	dég.	dix.	dég.	dix.
1798 Ch. Max. moy.	12	9	18	3	25	1	19	8
Min. moy.	-0	4	6	2	13	4	7	3
An. moy.	6	2	12	3	19	2	13	6
1799 Ch. Max. moy.	13	9	17	7	24	9	20	2
Min. moy.	-1	3	8	0	13	2	6	7
An. moy.	6	3	12	9	19	0	13	5
1800 Ch. Max. moy.	13	9	17	7	24	9	20	2
Min. moy.	-1	3	8	0	13	2	6	4
An. moy.	6	3	12	9	19	0	13	3
1801 Ch. Max. moy.	12	3	19	7	26	3	20	1
Min. moy.	0	9	7	2	12	2	7	2
An. moy.	6	6	13	4	19	3	13	7

De la même manière qu'en prenant dans les trois mois appartenant à chaque colonne le maximum de la chaleur observée, réunissant la somme des dégrés et des dixièmes, et les divisant par trois, on obtient le maximum moyen de la chaleur; de la même manière si l'on prend le maximum de la chaleur observée dans les trois mois correspondant à chaque colonne, et qu'on additionne ces dégrés et ces dixièmes, on en obtient le maximum moyen. Si l'on veut ensuite connoître la chaleur moyenne annuelle correspondant à chaque colonne, il faut additionner les deux dégrés du maximum et du minimum dans chaque colonne et les diviser par deux, ainsi que je l'ai fait.

D'après ce calcul, les dégrés de chaleur moyenne annuelle dans chaque colonne démontrent une certaine uniformité; mais pour obtenir cependant des résultats plus précis, j'ai cru qu'il serait encore mieux d'additionner les dégrés moyens de chaleur annuelle correspondant à 20 ans et que divisant la somme par 20 on obtiendroit ainsi une chaleur moyenne plus rapprochée. Cette opération offre le résultat suivant:

	HYVER		PRINTEMPS		ÉTÉ		AUTOMNE	
	dég.	dix.	dég.	dix.	dég.	dix.	dég.	dix.
Ch. moy. ann.	6	2	11	6	18	7	15	2

Cette chaleur moyenne correspondant aux diverses époques de l'année se rapporte avec les observations recueillies par M. *Calandrelli* pendant le cours de six ans. Chaque jour il observoit le thermomètre à 7 heures du matin, à deux et à neuf heures du soir, il relevoit ensuite la chaleur moyenne diurne de ces observations: il a additionné ces dégrés de chaleur moyenne diurne pour chaque mois, et ayant divisé la somme par le nombre des jours du mois, il en a trouvé la chaleur moyenne mensuelle. Ayant ensuite additionné et divisé par trois les trois dégrés moyens mensuels correspondant à l'hyver, au printemps, à l'été et à l'automne, il a trouvé que la chaleur moyenne pour les mêmes époques diverses étoit:

	HYVER		PRINTEMPS		ÉTÉ		AUTOMNE	
	dég.	*dix.*	*dég.*	*dix.*	*dég.*	*dix*	*dég.*	*dix.*
1786 ch. mo.	6	4	12	3	18	3	12	4
1787 ch. mo.	6	4	10	3	19	1	13	4
1788 ch. mo.	7	o	11	5	19	7	13	5
1789 ch. mo.	6	9	11	5	18	1	13	o
1790 ch. mo.	7	1	11	1	18	5	14	3
1791 ch. mo.	7	2	12	o	19	1	13	7
ch. mo. de six ans.	7	o	11	4	18	8	13	4

La chaleur moyenne pour les quatre saisons diverses de l'année, résultant des premier

et dernier calculs offre peu de différence et se
rapproche tellement du vrai qu'en prenant
dans les années 1811 et 1812 la chaleur moyenne diurne relevée des trois observations journalières, et prenant également le terme moyen
pour les trois mois d'hyver, de printemps,
d'été et d'automne, on trouve:

	HYVER		PRINTEMPS		ÉTÉ		AUTOMNE	
	dég.	dix.	dég.	dix.	deg.	dix.	dég.	dix.
en 1811 ch. mo.	6	7	12	3	19	8	14	1
en 1812 ch. mo.	6	3	11	0	18	8	13	0

On peut donc hazarder avec quelque fondement que la température moyenne de l'hyver
est de 6 2, du printemps 11 6, de l'été 18 7
et de l'automne 13 2 .

Cette uniformité dans le terme moyen de
la température propre à chaque saison ne
détruit pas les inconstances atmosphériques,
ces anomalies météorologiques dont la sensibilité semble suivre le cours. Aussi est-ce
un pays où les étrangers s'acclimatent difficilement; parce qu'on ne s'habitue guères
qu'aux climats qui sont ou froids ou chauds.

peu sujets aux variations, et où le changement de saisons ne s'effectue que graduelle-
ment. Cependant on ne peut nier qu'un long
séjour à Rome influe sur la compléxion des
personnes qui l'habitent, et qu'il donne à leur
tempérament une constitution organique particulière qui les dispose aux maladies domi-
nantes du pays: en effet au bout de quelques années de séjour à Rome, on se trouve
très-étonné de n'avoir plus la même santé.
Les étrangers finissent par y contracter des
maladies nerveuses, se plaignent d'affections
hystériques et redoutent même les odeurs
dont le parfum recherché avoit si souvent
ailleurs flatté leur odorat.

Mon intention étoit de faire un mémoire,
détaché de mes recherches médico-topogra-
phiques, et particulièrement affecté à l'influence qu'ont les odeurs sur le système nerveux des Romaines (1); mais j'ai pensé que les

____

(1) Je ne parle pas des hommes que les odeurs incommodent aussi : car il y en a, mais c'est le plus
petit nombre et on les compte. Il me suffira de dire que tous les hommes, qui par leur constitution se
rapprocheront le plus du tempérament des femmes

faits, que je dois rapporter, étant étroitement liés au climat, ne seroient pas déplacés dans cet article.

Les odeurs dont les anciens fesoient un usage immodéré (1), sont devenus de nos jours des causes d'affections hystériques. L'action des odeurs sur le système des nerfs et la répugnance qu'on a pour la plus grande partie d'entr'elles ne datent pas d'une époque très-éloignée : je pense que cette éxaltation de sensibilité des nerfs olfactifs, sensibilité qu'on croit être l'effet exclusif du climat, est accrue par d'autres causes aussi puissantes que je vais faire connoître et qui serviront à soutenir ma proposition et à confirmer mon opinion. Ces causes sont :

La nature du climat, l'éducation physique et morale, le pouvoir de l' habitude, le tem-

---

sous le rapport de l'excessive sensibilité, seront dans le même cas qu' elles.

(1) Voy. *Querci* du gout des anciens Romains pour les odeurs, mémoire inséré dans l'ouvrage de M. *Cancellieri* sur le cirque agonal. Rom. 1811. *Martorelli* dissertaz. sugli odori usati dagli antichi Romani. Rom. 1812.

pérament et l'âge. Voilà les rapports sous lesquels j' envisagerai l' influence des odeurs, après quoi je décrirai le genre d'affections qu'elles causent.

Avant d'entrer en matière, je rappelerai au lecteur qu' *Horace*, *Virgile*, *Pline* et *Plutarque* ont souvent fait mention dans leurs écrits de l' emploi excessif que les anciens faisoient des pommades odorantes et des baumes. Ce gout a pu être provoqué par le besoin qu'on avoit des parfums pour masquer les odeurs animales que produisoit la transpiration contenue dans les vêtements en laine; mais il fut porté à l'excès lorsque le luxe oriental s' introduisit à Rome. Alors plus de mesure. On trouva dans les odeurs un nouveau genre de volupté auquel on s'abandonna sans réserve. Les grands ne laissèrent pas échapper l'occasion de varier et de multiplier les sensations agréables, et d'ajouter un plaisir de plus à cet état de molesse qui avoit tant de charmes pour eux. *Pline* (1) rapporte que les Romains tiroient les odeurs et les baumes de la Syrie et de la Ba-

____

(1) Lib. 5.

bilonie. Dans un souper qu' *Horace* donna à
Mécène, les domestiques versoient des baumes odorants sur la tête des convives : *Pres-
sa tuis balanus capillis :* et *Plutarque* racon-
te qu' *Othon* invita *Neron* à souper, et que
pour le recevoir avec plus de luxe et de
distinction , il avoit fait disposer l'apparte-
ment où l'on mangeoit, de manière, que pendant le souper, il partoit , de divers points
de la salle , par des tubes dirigés sur les
invités, d'abondantes vapeurs odorifères. On
sait que les anciens Romains fesoient un grand
usage des bains et s'oignoient le corps avec
des pommades odorantes , avant d'y entrer
et en sortant. En voila plus qu'il n'en faut
pour prouver que cette aversion qu'on a de
nos jours pour les odeurs, n'existoit pas autrefois .

Il seroit assez difficile de déterminer à quelle époque on a observé que les odeurs in-
fluoient à Rome si fortement sur la santé ;
mais il me semble que cette époque n'est pas
fort éloignée de nous. *Marsilio, Petronio, Panarolo, Doni, Bernabei, Baglivi* et *Lancisi*,
qui se sont tous occupés plus ou moins du
climat, ne font pas mention de la pernicieu-

se influence des odeurs sur le système des nerfs des habitants de Rome. Le dernier de ces auteurs cités a écrit dans le commencement du 18 siècle. Or cette repugnance pour les odeurs et les maux qu'elles occasionnent, ne datent donc tout au plus que d'un siècle environ. Je pourrois rapporter plusieurs citations de *Panarolo,* dans lesquelles il ordonnoit de tenir dans les appartemens des fleurs et des substances odorantes, telles que la rose, la fleur d'orange, la jacynthe, le jasmin, le romarin, le musc, l'ambre, le storax etc. à fin de purifier l'air fétide . Cette théorie étoit supportable au temps où il écrivoit: mais il est actuellement reconnu que toutes ces odeurs ne font que masquer les vapeurs infectes, et que loin de purifier l'air , elles le vicient. Je crois donc pouvoir avancer, qu'il n'y a pas plus d'une centaine d'années qu'il est question de cette influence des odeurs. Ce qui sembleroit faire croire que ce n'est que depuis les dernières coupes des bois sacrés, (coupes qui datent à peu-près de cette époque) que le climat a acquis un nouveau caractère qui développe cette exaltation de sensibilité qui fait redouter l'approche des odeurs; mais je

pense qu' on attribue beaucoup trop au climat et pas assez à l'éducation physique et
morale.

La sensibilité, a dit *Cabanis* (1), subit des
dégradations continues depuis son extrême
en excès dans les régions équatoriales, jusqu'à son extrême en défaut sous les zônes
polaires. Il est vrai que, puisque Rome n'est
que sous le 5.me climat, la sensibilité ne de-
vroit pas y être si grande, si l'on ne considéroit que l'état de l'atmosphère; mais les
variations fréquentes de température, la nature de l'air et la qualité des vents donnent
au climat de Rome un caractère *sui generis*
qui agit tellement sur le système des nerfs,
que ces derniers, par la promptitude avec laquelle un rien les meut, semblent annoncer
qu' ils sont presque toujours dans un mode
de prédisposition pathologique.

Les dames étrangères des départements de
la France et du nord de l'Europe, au bout
de quelques années de séjour à Rome, deviennent elles-mêmes ennemies des odeurs:
elles les fuyent et en ressentent l'influence

____

(1) *Cabanis* op. cit. tom. 2, p. 24.

mal-fesante. Cette modification qu' éprouve leur tempérament dans ce nouveau climat et qui les rend susceptibles d'être affectées par l'approche des odeurs, ne détruit jamais cependant l'essence de leur constitution plus forte que celle des Romaines, et apporte, dans les accidents ordinairement plus foibles et dans les moyens curatifs, des effets qu'on doit observer avec attention. L' opinion générale, la crainte, tous les prejugés enfin s'emparant de l'esprit des étrangères, viennent seconder l' influence du climat et les rendre plus sensibles à l' action des odeurs; action que la force de leur tempérament combattroit peut-être avec succès.

D'autres causes prédisposantes viennent encore s'unir aux effets du climat et donnent aux stimulants odorants un dégré plus fort d'intensité; c'est l'imagination et l'habitude.

On ne peut nier les effets dévolus au domaine de l'imagination. Ces effets se manifestent dans presque toutes les fonctions de la machine animale, mais principalement dans le système des nerfs et dans les organes qui reçoivent le plus de ramifications nerveuses.

La civilisation et l'éducation, en multipliant

les charmes et les dégouts de la vie, en ont
abregé la durée en agrandissant le cadre de
nos maladies. Les idées de répugnance, que
les mères impriment à leurs enfants jusqu'au
moment où ils commencent à entrer dans le
monde, et à être dans le cas de savoir apprécier le bon et le mauvais, sont les causes
énergiques de la tendance que les jeunes demoiselles ont à fuir les odeurs, dont elles ne
connoissent encore les effets que par les récits qu'on leur en a faits. *Cirillo* a dit avec
raison, *quante malattie in fine assalgono lo spi-*
rito, quanti sconcerti rovinano il corpo, sol
perchè una saggia ed opportuna educazione
non seppe provvedersi dell'efficaci medicine (1)?
Les idées d'aversion pour certaines choses, et
celles de prédilection pour certaines autres,
qu'on inspire aux demoiselles, font que le systême nerveux retient ces empreintes accidentelles avec d'autant plus de force et de
fixité qu'on a apporté de persévérance à les
introduire dans le *sensorium* : ces idées influent tellement sur le système vivant qu'elles
suffisent souvent pour changer l'habitude pro-

---

(1) La medic. dello spir. Napoli 1803.

pre de certains organes, et modifier en mé-
me temps la nature des constitutions.

On doit éviter d'inspirer aux jeunes personnes de l'aversion pour certaines odeurs
avant que des impressions agréables ou dé-
sagréables, ressenties par leurs nerfs olfactifs,
leur aient fait distinguer qu'elles doivent les
rechercher ou les fuir : car, sans cela, l'idée
d'aversion, qui précède, augmente l'influence
des odeurs. Il en est de l'éducation des enfants comme de la culture d'une jeune plan-
te; il faut éloigner tout ce qui peut empêcher accidentellement son développement:
vouloir modifier l'ordre des fonctions adaptées
à son organisation, c'est changer la forme
propre de son éxistence, et lui créer des affections qui ne lui étaient pas reservées d'après
la nature des éléments qui la composent. Il
est si vrai que l'éducation augmente l'intensité d'action des odeurs par l'état de débilité qu'elle procure au système des nerfs, que
cette sensibilité nerveuse, ainsi que les maladies que les odeurs produisent, diminuent
progressivement à mésure qu'on s'eloigne de
la classe des gens riches ou aisés; quoique
cependant à Rome on peut dire que la plus

grande partie des femmes d'un moyen âge,
mariées , et surtout celles qui ont fait des
enfants, en ressentent plus ou moins les effets. Les femmes de la classe plébéiènne de
tout âge sont moins sensibles aux odeurs, parceque le besoin les force, dès leur enfance,
à s'accoutumer à toute espèce de travaux, et
par conséquent les expose à respirer quelquefois les vapeurs les plus pénétrantes et les
plus infectes (1) .

Lecat a dit que l'imagination ne perd rien
des droits que nous lui avons reconnus sur
tous les sens. D'où vient, dit-il, que le musc

---

(2) La préparation de la soie, par exemple, dans
laquelle il se dégage au moyen de l'eau bouillante
et du ver mort (nommé *phalaena mori*) souvent
putrefié, des émanations putrides et infectes, est faite
par des femmes qui ne s'en plaignent pas, et qui
sentent à peine une putridité qui incommode au premier abord la personne non habituée à ce travail.
J'ai observé cependant que les femmes occupées au
travail de l'extraction de la soie, ont toutes un teint
blème et jaunâtre: Elles ont les lévres pâles et les
gencives flasques et saignantes; mais, à cela près, elles ne se plaignent d'aucune de ces affections produites par les odeurs bonnes ou mauvaises.

si recherché jadis , donne aujourdhuy des vapeurs à toutes les dames , et même à une
partie des hommes, tandisque le tabac qui a
une odeur ammoniacale et vénimeuse fait les
délices des odorats les plus susceptibles de
délicatesse ? C'est habitude, préjugé de mode,
imagination .

On peut juger de l'influence qu'ont les idées
d'aversion sur l'odorat, d'après celles qu'elles
exercent sur le gout, dont l'odorat paroit
être une partie , un supplément et comme
la sentinelle, plutot qu'il n'est lui même un
sens particulier (1).

Moins les nerfs de l'odorat seront habitués
à ressentir la nature stimulante du parfum
qui les frappera, plus les accidents se déve-
lopperont promptement, et plus les sympa-
thies seront prononcées sur les organes qui
reçoivent le plus de ramifications nerveuses.
Si l'habitude ou la fréquente répétition des
mêmes actes affoiblit à la longue la sensibilité physique (2), il en résulte que la proprié-

---

(1) Lecat, Traité des sens. Rouen 1740.
(2) Voyez ma traduction de l'italien en françois

té d'un arome quelconque diminue d'intensité, en raison de sa durée. C'est ainsi que
des stimulants très-puissants n'auront souvent que peu ou point d'action, parce qu'on
en aura contracté l'habitude, tandisque des
odeurs légères, auxquelles on ne sera pas ac-
coutumé, seront insupportables.

En effet à Rome la matricaire, *matrica-
ria parthenium L.*, et la marjolaine, *Origa-
num majorana L.*, dont l'odeur est très-pé-
nétrante, n'incommodent pas, puisque les
femmes en couches en ont toujours de très-
gros bouquets dans leurs chambres, comme
préservatifs contre les odeurs (qu'elles nom-
ment *puzze*) qui pourroient leur faire mal (1).

---

avec des notes, des loix physiologiques de mon savant
ami le docteur B. *Mojon*, professeur d'anatomie et de
physiologie dans l'Académie Impériale de médecine
de Génes.

(1) La matricaire est employée d'une manière fa-
natique. Les femmes en couche en tiennent dans leur
chambre; elles en machent, elles en introduisent les
feuilles dans les narines, elles en font faire des bouillons qu'elles prennent pendant huit jours. Ces
bouillons sont faits avec la matricaire, la marjolaine,
les amandes amères, le capillaire et les semences du

L'oeillet, la cannelle, le gérofle, les amandes amères, et quelques autres substances odorantes jouissent également du privilège d'être admis à la toilette des dames.

Il faut suivre le précepte de *Virgile* : *adeo a teneris consuescere multum est* (1), et inspirer aux jeunes personnes, dès l'âge le plus tendre, la resolution de s'armer contre les préjugés, et de modifier enfin leur sensibilité que le climat tend continuellement à altérer. Le but d'une éducation bien dirigée doit être de fortifier l'esprit et le corps par des exercices moraux et physiques, puisés dans des loix sages et dans l'hygiène.

Le tempérament et l'âge entraînent avec eux des conditions particulières qui rapprochent ou éloignent des maladies causées par les parfums auxquels on n'est pas habitué. Les

---

limon: on en prend une tasse chaque matin. Il est aussi d'usage de faire manger aux femmes, de suite après l'accouchement, une panade dans laquelle on met une ou deux cueillèrées d'huile d'olive et des feuilles de marjolaine. On fait prendre cette soupe pour empêcher, dit-on, que les femmes aient des coliques.

(1) Georg. lib. II.

tempéraments maigres et sanguino-nerveux
sont généralement les plus sujets aux affections hystériques. A Rome cependant il n'est
pas rare de voir des personnes très-robustes
et tres-puissantes souffrir extraordinairement
de l'approche des odeurs; mais j'observerai
que cela éxiste plutot chez les dames que
dans les autres classes de la société. A Rome la nature du tempérament, la santé ap-
parente et l'embompoint sont quelquefois des
indices trompeurs de la plus ou moins grande sensibilité. J'ai été bien souvent dans le
cas de m'en assurer.

L'âge concourt encore à devenir une autre cause prédisposante : et l'expérience le
prouve journellement. J'ai connu plusieurs
demoiselles que des odeurs suaves (du genre de celles qu'on redoute) n'incommo-
doient que peu ou point, avant l'âge nubi-
le, en être vivement frappées au développement des régles. L'époque de la menstrua-
tion chez les jeunes filles augmente les facultés sensitives, et fait naître en elles cette
forte repugnance pour les odeurs, ainsi que
les affections qu'elles produisent; mais ces impressions ont toujours des suites moins fune-

stes chez elles que chez les femmes mariées.
C'est surtout, après l'enfantement, et pendant
le temps que coulent les lochies, que l'aversion pour les odeurs est développée en même
temps qu'une plus grande sensibilité: C'est en
effet un moment dangereux et où les odeurs
produisent par tout, et particulièrement à
Rome, des effets plus ou moins graves.

Dans ce climat, cette extrème sensibilité va
toujours en diminuant, à dater de l'instant où
la femme cesse d'avoir ses régles, et disparoit
presqu'entiérement à un âge avancé; cette ve-
rité a été sentie par *Cabanis* (1), quand il a
dit que la véritable époque de l'odorat est
celle de la jeunesse et de l'amour. Son influence est presque nulle dans l'enfance, et
foible dans la vieillesse.

Les maladies les plus communes produites
par les odeurs sont des maux d'estomac, des
céphalalgies (2), des mouvements convulsifs
du coeur et de l'uterus, des défaillances, la

---

(1) Loc. cit. *Cabanis*.

(2) *Mercier* dans son Tabl. de Paris dit qu'on voit
à Paris beaucoup de céphalalgies produites par l'abus
qu'on fait des odeurs.

paleur du visage , l'envie de pleurer, une espèce de suffocation , enfin un mal-aise général (1) et un état de foiblesse universelle.

D'après tout ce que j'ai dit sur les odeurs, je crois pouvoir conclure que l'action prédisposante du climat est fortement aidée par l'éducation , l'habitude, le tempérament et l'âge. Je prie le lecteur de me pardonner cette digression un peu longue, il est vrai, mais qui est bien loin d'être étrangère à mon sujet. Je finirai l'article du climat de Rome en énumérant encore quelques uns de ses effets.

L'influence du climat s'étend sur la période d'irritation et de supuration de la petite vérole et de la vaccine qu'elle abrége. Le temps de délitescence qu'emploie le virus vénérien à se développer est également moins long. Ce climat enfin développe une puberté précoce; il active à l'époque des chaleurs seulement certaines fonctions telles que la circulation du sang, l'absorption, les sécrétions, les excrétions, et diminue en tout temps

____

(1) Les Romaines donnent à toutes ces maladies le nom de *tirature di stomaco, di testa etc. etc.*

l'énergie des fonctions digestives et assimi-
latrices.

CHAPITRE TROISIÈME.

Air de Rome.

*Omnium, quae corporibus accidunt, aër est
auctor, et dominus.* Cette vérité, qui n'a point
échappée à l'oracle de Cos, indique clairement que les anciens ont eu une idée éxa-
cte de la puissante énergie de l'air sur le
systême vivant, quoiqu'ils n'en connussent pas
la composition.

Il étoit reservé aux savants du dixhuitième siècle de surprendre la nature dans ses
mystères, de lui dérober la connoissance des
principes qui servent à la formation de l'air
et de le faire ainsi disparoître de la liste des
corps élémentaires que la chimie pnéumati-
que n'a point ménagés.

C'est dans le nouveau Dictionnaire des
Sciences médicales (1) qu'on doit chercher
des renseignements éxacts sur sa composition,

____

(1) Dict. des Sciences méd. 1812, tom. I. art.
Air, pag. 225.

ses différences et son influence sur le système vivant. Nommer Messieurs *Hallé* et *Nysten* qui ont écrit l'article *Air*, c'est, je pense, en faire l'éloge : aussi me garderai-je bien
d'en parler après eux , et me bornerai-je à
traiter exclusivement de l'air de Rome et des
puissances adventices qui tendent continuellement à en altérer les propriétés. Ce fluide
dont la chimie nous a si bien fait connoître les composants ainsi que les corps qui
se mêlent avec lui, ne varie à Rome qu'en
pesanteur et en température : il ne m'a jamais, même aux époques les plus mal-saines
de l'année, offert la moindre variation dans
les quantités connues des principes combinés
azote et *oxigéne* qui le constituent air atmosphérique, abstraction faite de la petite
quantité de gaz acide carbonique qu'il contient toujours (1).

----

(1) Le docteur *Morichini* professeur de chimie
dans l'Académie Impériale de Rome, à qui j'ai lu ce
premier mémoire, et qui m'en a témoigné sa sa-
tisfaction, m'a dit avoir fait un grand nombre d'expériences sur l'air de Rome, et avoir obtenu des résultats semblables aux miens. *Thomson* observe que

Je n'entends parler ici que de l'air de Rome, et non de celui de l'*Agro Romano*; ce dernier tient en dissolution, en suspension, à l'état de combinaison peut-être, ou de simple mélange, des émanations qui quoiqu'elles échappent aux expériences eudiométriques, n'y existent pas moins accidentellement, comme nous le prouve l'action de cet air sur les propriétés vitales des divers organes exposés à son influence.

Non seulement des causes adventices et d'un autre genre que celles de l'*Agro Ro-*

---

les proportions des gaz qui constituent l'air, sont invariables et toujours les mêmes dans tous les lieux et à toutes les hauteurs. Ainsi les expressions d'atmosphère plus ou moins oxigénée sont donc dénuées de fondement et entièrement inéxactes. *Gay-Lussac* s'est assuré que l'air pris à une élévation de plus de 6400 mètres au dessus de Paris étoit composé de la même manière que celui pris à la surface de la terre. Phil. mag. XXI. 225. *Thomson's* system of chymistry, trad. tom. VI. pag. 171. L'air atmosphérique dans son plus grand dégré de pureté est composé de o, 21 de gaz oxigène, de o, 75 de gaz azote, de o, 1 de gaz acide carbonique. Dict. sc. méd. tom. I. art. Air, pag. 228.

mano, altèrent l'air de Rome, mais encore des causes inhérentes à sa localité péninsulaire et basse; c'est pourquoi *Doni* a
dit, *romanum aërem noxium fortasse natura,
atque insalubrem existimare possumus* (1): et
*Baglivi: aër romanus septem collibus urbis
dominis hodie interclusus natura humidus est
et gravis* (2).

La position de Rome et le changement
brusque des vents qui y soufflent, rendent son
atmosphère tellement variable qu'on y apper-
çoit, moins sensiblement que par tout ailleurs,
le retour périodique des saisons.

Il importe donc beaucoup d'observer les
altérations que de pareilles mutations produisent, pour en prévenir en partie les effets. Un grand nombre de médecins se
sont tellement occupés des constitutions atmosphériques et de l'influence des diverses
qualités d'air sur l'exercice des fonctions
de la vie, qu'il est aujourdhuy démontré
que les diverses qualités de l'air apportent
dans le système vivant des modifications

(1) De restit. salubr. agri romani, pag. 8.
(2) Prax. med.

qui ne se bornent pas à produire des changements dans la constitution physique, mais
qui influent encore sur les facultés intellectuelles et sur les habitudes morales.

L' énergie des fonctions de la vie dépend
donc presqu'entièrement de la nature de l'air
qu'on respire : la tonicité et le rélachement
de la fibre sont donc toujours en raison directe de la pureté de l'air, de son dégré de calorique plus ou moins élevé, et enfin de la quantité d'eau à l'état de vapeur
qu'il tient en dissolution (1) ou avec laquelle
elle n'est que mêlée. On en voit la preuve dans
la différence qu'il y a entre les babitants des
régions glacées du nord et ceux de la zône
torride sous tous les rapports de force physique, de tempérament, de genre de maladies auxquelles ils sont sujets, et même de
longévité.

(1) L'une et l'autre de ces deux opinions ont
été soutenues et appuyées par des savants très-dis-
tingués; mais il paroit démontré que c'est *Dalton*
qui, par les explications les plus précises à ce sujet,
et les raisonnements les mieux fondés, a mis la vérité de cette opinion au dessus de toute objection. Man-
chester mem. 5. 57. Thomson trad. tom. VI. pag. 180.

Le savant *Thouvenel* (1) , en parlant du climat d'Italie, dit qu'en général outre les causes accidentelles, il en est d'autres qui sont permanentes et essenciellement inhérentes à sa conformation péninsulaire, montueuse et maritime, à sa circonvallation par des chaînes hautes et sinueuses qui d'une part favorisent les attérissements maremmatiques, et de l'autre s'opposent aux ventilations salutaires; enfin à son exposition qui la rend sujette à la prédominance directe et au reflêt des vents les plus insalubres, ce qu'on ne peut pas regarder comme accidentel. Cette considération générale du docteur *Thouvenel* s'adapte parfaitement à Rome où tous les incidents dont il fait mention se trouvent réunis.

Les variations atmosphériques fréquentes, qu'on ressent à Rome, sont extrèmement nuisibles à la santé, ainsi que l'observe *Petronio* dans le passage suivant: *quia igitur varius est, et repentinas in contraria mutationes gens natura minime tolerat, habet: sanitati valde opponitur: quippe sanitas non inconstanti rerum varietate, sed concordi, ratoque earum-*

____

(1) Climat d'Italie tom. I. pag. 78.

dem ordine, ac firmitate servatur (1). Elles semblent rompre l'harmonie des fonctions et elles determinent par les suppressions de transpiration qu'elles occasionnent des modes d'action vicieux partiels ou universels dans le système nerveux, qui sont la source d'où derivent la plupart des maladies qui regnent plus ou moins abondamment, et qui semblent suivre les bisarreries atmosphériques.

Les passages rapides et alternatifs du froid et du chaud jamais en rapport avec la température propre de la saison; cette humidité provenant des évaporations du Tibre, des larges bassins des fontaines nombreuses qui se trouvent dans la ville et du sol, humidité contenue dans l'air en plus ou moins grande quantité suivant la température, toutes ces causes réunies, dis-je, diminuent les forces radicales des tempéraments des habitants de Rome. J'appliquerai encore à cette ville l'observation du célèbre *Barthez* qui dit, que chez les habitants des pays chauds, les forces radicales des tempéraments sont toujours dans un état d'atonie, en même temps

____

(1) De Victu Roman. lib. I. cap. 2.

que les forces sensitives y sont plus développées (1).

Plusieurs autres causes tendent à altérer l'air de Rome. On sera à même d'en juger par la suite en lisant les divers chapitres de l'ouvrage.

L'air, à toutes les époques de l'année, contenant beaucoup d'humidité, ralentit l'action du système irrigateur. *Hoffmann* a dit, *si atmosphaera est densa, humida, pluviosa, et diuturna austrina ejus constitutio, languescit pulsus, et minor redditur*; j'ajouterai qu'il entretient une débilité organique extrème dans les diverses contractilités des systèmes, sur tout si au souffle des vents du sud, il unit une insolation prolongée et un dégré de chaleur de 26, 27, 28 et 29 du thermomètre de Réaumur.

Voila donc les raisons qui rendent si fréquentes les dilatations artérielles et veineuses qu'on observe à Rome. La grande quantité de morts subites qui frappent instantanément à toutes les époques de l'année, dérivent aussi de la même cause; mais elles sont plus fréquentes en été et en automne, lorsque le

____

(1) Nouv. élém. de la scienc. de l'homme. 1806.

temps est nébuleux , et que les vents du
sud-est, ou siroc , font ressentir leur souffle
pernicieux. J'ai observé que l'excès de foiblesse y est toujours accompagné d'un excès
d'irritabilité ; que les maladies nerveuses y
dominent toute l'année; et que la plus grande
partie des maladies aiguës qui se développent avec une apparence d'inflammation, ne
masquent souvent qu'une sensibilité exaspérée,
comme le prouve la tendance qu'ont toutes les
fiévres intermittentes à devenir ataxiques. *Lor-
ry* , *Cabanis* et *Barthez* ont dit avec raison
que les fiévres sont communément plus aiguës
dans les climats ardents que dans les tempé-
rés, et qu'elles sont accompagnées le plus souvent d'accidents nerveux; et d'après mes propres observations, je ne crains pas d'avancer
que quelques fiévres aiguës sont plus communes et se terminent plus promptement, quand
elles finissent par la mort , dans les pays
chauds-humides que partout ailleurs : en effet,
à Rome il n'est pas rare de voir des fiévres pernicieuses donner la mort au malade
dès le premier accès : de ce genre sont les
fiévres intermittentes, algide, cholérique, dia-
phorétique, dysenterique et syncopale.

A l'humidité et aux vents du sud se joignent
encore une quantité d'effluves fétides qui viennent altérer l'air de Rome; mais j'observerai
que ces exhalaisons toujours circonscrites forment des atmosphères partielles d'autant plus
mal-saines qu'elles sont plus voisines de la
sphère d'activité d'où elles proviennent.

Il existe à Rome une très-grande différence entre l'air de la journée, celui du soir et
celui des nuits et du matin avant le lever
du soleil.

Les différentes qualités d'air, et les causes
adventices qui s'y unissent, sont essencielles
à connoître, afin d'en prévenir l'influence.
L'expérience seule nous met dans le cas de
les juger ; car ainsi que l'ont observé Messieurs *Hallé* et *Nysten*, la présence dans l'air
d'émanations mal-fesantes, ne nous est connue que par les désordres qu'elles causent (1).

L'air dans le courant de la journée, et surtout quand le soleil est ardent, est mélan-
gé avec une prodigieuse quantité d'eau en
vapeurs. Ces vapeurs sont toujours proportion-
nées à l'étendue des surfaces liquides expo-

---

(1) Dict. des scienc. méd. tom. I. art. Air.

4 *

sées à l'atmosphère et à la chaleur de sa température, ainsi que l'ont observé un grand
nombre de savants , parmi lesquels *Dalton*
tient le premier rang. Il s'est occupé particulièrement de cet objet, et ses expériences
sur l'évaporation de l'eau de la surface de
la terre sont les plus exactes (1).

Le soir vers le coucher du soleil et même
encore une heure après qu'il a cessé d'échauf-
fer l'émisphère , il existe un brouillard presqu'insensible à l'oeil, qui se précipite en ro-
sée, par la raison que la force dissolvante de
l'air, ainsi que le calorique libre , disparois-
sent à mésure que la lumière diminue , et que
le soleil s'éloigne. C'est alors que les molécules aqueuses forcées de se rapprocher, par
leur affinité d'attraction propre, tombent par
l'effet de leur pesanteur spécifique. Cette humidité des soirées à Rome est considérable
en été. Elle n'est sensible aux autres époques
de l'année que quand il a fait chaud pendant le jour, c'est à dire quand le soleil a
paru quelques heures sur l'horison. L'hygiè-

---

(1) Voyez les Tables d'évaporation dans le système de chimie de *Thomson*, tom. VI. pag. 24.

ne est l'égide qu'on doit opposer à l'influence mal-fesante de ce nouvel état de l'atmosphère.

Quoique les expériences faites depuis vingt ans avec l'hygromètre de *Retz* aient démontré que l'hygromètre est au maximum de l'humidité à dater du coucher du soleil jusqu'à une heure de nuit environ, heure à laquelle il revient à la sécheresse jusqu'à minuit moment où le brouillard commence à paroître (1), ce n'est pas une raison pour qu'à une heure et demie de nuit, les personnes, qui se promenent dans Rome, se vêtissent légérement et s'asséyent sur les trottoirs de pierre, et croyent ainsi ne courir aucun danger ?

Est-ce que la terre qui a été échauffée par l'insolation du jour ne laisse pas échapper de son sein une partie de son humidité? Est-ce que les pores de la surface des corps que la chaleur a dilatés ne ressentent pas plus vivement l'action du froid de l'air ambiant toujours assez considérable le soir? Est-ce qu'enfin

---

(1) Cette observation hygrométrique est applicable à tout l'*Agro Romano*, et même aux marais pontius.

il n'est pas démontré que les nuits sont toujours très-fraiches, et surtout très-mal-saines dans Rome et l'*Agro Romano*, puisqu' il suffit de dormir dans des appartements dont les fenêtres sont ouvertes, pour y contracter la fiévre?

C'est cette fraicheur des nuits et cette grande humidité qui sont si préjudiciables aux militaires en faction et en patrouille, et qui causent une grande partie des maladies qui les atteignent si fréquemment.

Non seulement dans les mois les plus chauds de l'année, mais encore en hyver un brouillard plus ou moins épais qui part de l'origine du Tibre, et qui en suit le cours, enveloppe Rome depuis le coucher du soleil jusqu' à son lever (1).

L' air de Rome a, en raison de ses qualités adventices, une force toujours active contre laquelle on ne doit lutter, je le répéte, qu' en s'aidant des leçons de l' hygiène: c'est

______

(1) D'Albano, de *Castel Gandolfo*, de *Frascati* ou de tout autre endroit élevé et voisin de Rome, on peut faire cette observation que j'ai faite moi-même plusieurs fois.

en les suivant qu'on peut se garantir en grande partie à Rome, des effets mal-fesants que causent les bisarreries météorologiques ou au moins en atténuer le danger.

Conclusion. L'air de Rome, tant par la position de la ville que par la nature et la force active des principes étrangers qui s'y joignent, est donc pesant et peu salubre, surtout dans la saison d'été : mais cette insalubrité ne provient pas immédiatement du voisinage des marais dont l'influence ne s'étend pas jusqu'à elle, à moins que des coups de vent de sud et sud-est n'y transportent accidentellement quelques unes de leurs exhalaisons délétères. Elle dépend plutot en grande partie de ses variations de température, de la grande quantité d'eau en vapeurs dont il est toujours chargé, et des localités.

L'air, dans tous les cas, n'est donc que le véhicule qui transmet les causes nuisibles sans cependant que ses composants subissent la plus légère altération, puisque MM. *Bertholet, Thomson, Humboldt* et *Gay Lussac* ont prouvé que ce fluide aërien est toujouss le même, quant à sa nature propre, pris à toutes les hauteurs et dans toutes les parties du globe.

Le calorique, la lumière, les vents du midi , la nature volcanique du sol , la grande
quantité d'eau qui s'évapore sans cesse, l'éle-
ctricité diversement unie avec l'air, enfin les
constitutions atmosphériques apportent des
modifications dans son action sur nos organes , développent des tempéraments particuliers et donnent naissance aux maladies endémiques du pays.

En traitant de l'époque du mauvais air
ou plutot des maladies , je donnerai la dé-
finition de ces soi-disant espèces d'air divers
désignées par les expressions inéxactes et tri-
viales *d'aria cattiva*, *d'aria grossa*, *d'aria fina*,
d'aria sottile, que le vulgaire a imaginées pour
distinguer l'air de la plaine , des lieux bas
et voisins des marais et du littoral d'avec
celui des pays situés sur le sommet de la
montagne.

Je démontrerai également que le miasme
qu'on suppose exister dans l'air de Rome et
qu'on regarde comme la cause des fiévres endémiques intermittentes, n'est qu'une fiction et
une hypothèse que le défaut de recherches
a accréditées ; les fiévres intermittentes simples et pernicieuses pouvant se développer

par tout où il n'y a pas de marais (1), pour-
vu que le système nerveux acquerre cette
diathèse prédisposante qui leur convient et
qui leur est propre.

CHAPITRE QUATRIÈME.

Vents.

Ces mouvements de translation de l'air, qui
meuvent en tout sens si promptement l'atmosphère, constituent les vents; mais les loix qui
réglent leur marche sont encore un mystè-
re pour nous . Leurs effets seuls nous sont
connus, et tous les efforts qu'on a faits pour
en connoître les causes ont été infructueux.
Ils agissent d'une manière énergique sur les
climats et sur nos organes, et ils entretiennent la salubrité de l'atmosphère ou la dé-
truisent suivant la forme qu'ils empruntent,
ou les miasmes dont ils se chargent.

Les plus savants physiciens qui se sont
occupés de recherches sur les causes qui contribuent à la formation de ce météore , ne

____

(1) Telle est également l'opinion du D. *Giannini.*

nous ont laissé que des hypothèses plus ou moins ingénieuses. C'est une entreprise trop vaste que j'abandonne aux météorologistes, et je me bornerai à parler des différents vents qui s'introduisent dans Rome, de ceux qui y dominent toute l'année, et qui exercent une si grande influence sur les habitants de cette ville. Les vents qui soufflent le plus communément à Rome dans la journée, sont les vents du sud et tous ses intermédiaires jusqu'à l'est et à l'ouest inclusivement.

Les vents du sud parcourent, pendant plus de 70 dégrés, les solitudes immenses de la Libye où ils ne trouvent ni lacs, ni fleuves pour tempérer leur chaleur excessive; ils se précipitent ensuite sur la mer méditerranée, et brûlants, ils absorbent une partie de cette humide surface qui n'est jamais battue par le flux périodique de l'océan. Avant de pénétrer jusqu'à Rome, ces vents longent un canal large de plus de 30 lieues dans l'*Agro Romano*, où ils se repaissent sans doute des exhalaisons fétides et abondantes des lagunes et des marais. Les anciens Romains, chez qui tout avoit un but d'utilité et de salubrité publiques, voyant que Rome dominée de tous cô-

tés par des montagnes, n'étoit exposée aux
vents que du côté du sud, firent sur tout
le littoral, des plantations d'arbres qu'ils mi-
rent sous la protection des dieux, afin d'empêcher que la hache meurtrière ne vînt les
frapper. On attachoit à leur entretien et à
leur conservation une telle importance, que
d'après les statuts de la république romaine,
les consuls étoient chargés du soin des fo-
rêts et des collines, ainsi que le prouve ce
vers de *Virgile*, *si canimus sylvas*, *sylvae
sint consule dignae* (1); et dans la suite
Suetone (2) nous dit qu'elles furent consignées à César.

C'étoit pour opposer une digue aux vents
d'Afrique dont Rome est inondée dans la
saison d'été surtout, qu'ils plantèrent ces
bois, parmi lesquels les plus considérables et
les plus renommés étoient ceux de *Feronia*
aux confins de *Pometia*, maintenant marais
pontins, et ceux qui se trouvoient où sont
de nos jours les plaines d'*Ostia*.

Il est hors de doute que la destruction de

---

(1) *Virgil.* ecl. IV. v. 3.
(2) In vita Caes. cap. XIX.

ces bois n'ait augmenté de beaucoup l'insalubrité de la ville ; puisque les vents du midi, ne rencontrant plus d'obstacles, se précipitent dans Rome comme dans un goufre
formé par le Quirinal, la colline *degli Ortuli*,
les murs de la ville, les collines Vaticanes,
le mont Janicule et le mont Pincio : ils en
remplissent les longs corridors et toutes les
rues basses qui n'ont point d'ouvertures op-
posées : ils y séjournent et y forment avec
l'air déja lourd et humide, des couches atmosphériques insalubres et permanentes, surtout
dans les endroits bas où les vents du nord
contenus par les montagnes ne peuvent les
balayer entièrement.

Parmi les vents du midi, ceux dont l'influence est la plus marquée, sont le siroc
(sud-est), le libech (sud-ouest), et l'austral.

Le siroc, nommé par *Horace*, *plumbeus
auster*, . . . exerce sur Rome un empire presque continuel ; il y domine dans toutes les
saisons. En été il est lourd, suffocant, brûlant, toujours porteur de beaucoup d'humidité; et peut être d'émanations maritimes et
marécageuses; mais il n'a pas besoin, selon
moi , de porter ces dernières émanations pour

annihiler les diverses contractilités, et pour confirmer son influence relâchante et débilitante sur nos organes dont il semble paralyser l'action. Il engourdit tout le systême vivant, et cause une très-grande prostration de force, une tendance au sommeil, et devient ainsi une puissante cause prédisposante à toutes les maladies nerveuses.

Quand en hyver il succède à la tramontane, il apporte la pluie, il est toujours chaud, et dilate tellement les vaisseaux absorbants et exhalants du systême dermoïde que pour peu qu'on fasse de l'exercice les jours où il souffle, la transpiration devient aussitot très-sensible. La présence de ce vent en hyver est ce qui rend funeste l'arrivée des vents de nord, qui produisent toujours des affections catarrhales assez graves par la suppression prompte de la transpiration, suppression occasionnée par le saisissement qu'éprouve l'organe cutané.

Le libech, ou sud-ouest, n'est pas mal-sain par sa nature, comme le siroc. Cependant on observe que, dans la saison d'été, son souffle devient quelquefois pernicieux pour les pays qui ne le reçoivent qu'après qu'il a traversé la plaine . A *Velletri* , par exemple, le vent de siroc fait moins de mal en été , que celui de libech . Une ligne demi-circulaire de monts au sud-est empêche cette ville de recevoir le siroc dans toute sa force, tandis qu'au contraire le libech y pénètre sans obstacle. Le choc de ces deux vents amène ordinairement la pluie en été et en automne.

L'austral est moins humide que le siroc, mais dans le même temps, ainsi que l'observe *Thouvenel*, qu'il apporte de la zône torride, des masses d'air brûlant, il se charge aussi d'une certaine quantité d'humidité, ce qui fait qu'il a une action rélative mal-fesante, et qu'il porte une atteinte débilitante à nos appareils organiques . La chaleur que produit ce vent, seroit bien moins supportable en été, si le vent d'ouest ou du couchant qu'*Aristote* (1) a regardé comme le plus doux des vents, ne venoit tempérer la chaleur excessive de la saison.

L'influence du siroc et de l'austral s'étend aussi jusques aux plantes qui tantôt laissent pencher leur feuilles flasques sur la tige comme si elles avoient entièrement per-

______

(1) *Aristot.* meteorolog. lib. 2. cap. 2.

du leur vitalité, et tantot jaunissent, se des-
sechent et semblent rongées **par** des mil-
liers d'insectes . Il arrive quelquefois que
leurs tiges sont tronquées comme si elles
avoient été coupées par un instrument tran-
chant . Enfin ces vents ont une telle force
qu'ils corrodent les murailles exposées à leur
percussion.

Lancisi pose en principe que le vent austral
n'est insalubre qu'en vertu des particules lé-
thifères qu'il pompe des marais sur lesquels il
passe: *austri,* dit-il, *insalubritas solis tribuenda
lethiferis paludum particulis* . Cet auteur en
parlant également du vent *vulturne,* ou sud-est,
ou siroc, s'exprime ainsi: *Vulturnus deterior es-
set, nisi magnam partem insalubrium exhalatio-
num, quas ex longo pontinarum paludum tra-
ctu legit, et rapit, interpositione albanorum, tu-
sculique montium, medio quasi in itinere di-
mittere cogeretur. (de Rom. Caeli qual. cap. III.)*

Mais si ces vents par leur nature n'étoient
pas déja insalubres, et qu'il ne le devînssent que
quand ils ont passé sur des marais, il en résulte-
roit que les pays qui se trouvent sur leur route, avant leur introduction dans Rome, devro-
ient être plus mal-sains que cette ville, en rai-

son de ce qu'ils sont sur leur passage, et qu'ils y doivent déposer une partie des effluves fétides et marécageux dont il se sont chargés en passant sur les marais pontins; on voit cependant arriver le contraire, et les endroits tels que *Genzano*, l'*Ariccia*, *Albano*, et tant d'autres sur lesquels le siroc passe, sont beaucoup plus sains que ne l'est Rome. Cela seul nous prouve que les vents du midi et particulièrement le siroc, ont une action correspondante à l'état de prédisposition des tempéraments, et que les marais sur lesquels ils passent ne forment pas l'unique cause de leur insalubrité.

Ainsi des corps plongés dans une atmosphère chaud-humide, et déjà débilités ressentiront plus fortement l'influence de ces vents, que ceux qui sont loins de la plaine, et qui habitent sur des endroits élevés où le souffle alternatif des vents de diverse nature diminue l'action de ceux du midi sans en détruire la qualité qui incommode toujours peu ou beaucoup. Si les effets de ces vents sont toujours rélatifs à l'état de prédisposition qui augmente leur action; plus les corps seront exposés à d'autres causes débilitantes , plus ces vents auront d'influence sur eux.

Hippocrate le premier dit, en parlant des vents du midi, *austri auditum hebetant , caliginem oculis offundunt, caput gravant, tarditatem et languorem inducunt* (1). On voit par cet aphorisme que les anciens ont toujours accordé aux vents du midi une influence active mal-fesante sur l'économie animale : et je ne crains pas d'avancer que cette influence, dans Rome et dans *l'Agro Romano*, soit effet de la nature des tempéraments, soit effet des températures variables , est toujours très-prononcée.

Il existe une contradiction marquée entre *Petronio* et *Lancisi* rélativement aux vents du midi qui soufflent à Rome, et principalement dans quelques parties de la ville. *Petronio* pense que certains vents sont nuisibles par leur nature, et que sans transporter des miasmes marécageux, ils deviennent la cause d'une infinité de maladies. *Lancisi* au contraire dit, *quartus vero, nimirum auster, liberius adhuc, quam caeteri Romam per-*

____

(1) Lib. 5. aphor. V.

flat, sed non proinde regionem hanc morbo-
sam reddit, nisi ubi hacrentes aquas inveniat,
ut suo loco demonstramus (1).

La réflexion de *Petronio* me paroit juste,
puisqu'il a observé qu'il existoit dans Rome
autant de maladies dans les endroits où il
n'y avoit pas d'eaux stagnantes, que dans
ceux où il y en avoit. Il prétend avec raison que le souffle seul de l'austral et des
vents d'Afrique suffit pour produire des maladies. *Hippocrate* n'a-t-il pas dit que les
vents du sud, après avoir passé sur l'Archi-
pel, portent l'insalubrité dans la Grèce, où
il n'y a pas de marais? *Lancisi* convient autre part, que l'austral d'été soufflant longtemps peut produire des maladies sporadiques sans le miasme des marais. Quant à moi
je pense que non seulement ce vent peut
occasionner des maladies sporadiques, mais
encore des endémiques, et même des épidé-
miques. Quand il exerce une influence prolongée, il développe chez tous les individus qui
vivent dans le même pays, des maladies à peu-

---

(1) De nativ. Rom. caeli qualitatib. dissert. part.
prim. cap. III, §. IX.

près semblables qui ne varient que par leur symptomes, ainsi qu'on a été à même de s'en convaincre par les observations faites par les médecins du temps en 1565 et 1566, et par moi même en 1808, 1811 et 1812 (1).

Cependant, comme ce sont généralement les causes prédisposantes qui donnent aux maladies leur caractère, et non la cause efficiente ou celle qui ne sert qu'à développer la maladie ; comme la même cause efficiente peut développer dans des sujets divers des affections également variées, en raison des dégrés de disposition de certains organes attaqués de préférence, et chez qui la diathèse à la maladie est plus prononcée ; on ne devra pas s'étonner que le sud-est occasionne en été des maladies nerveuses différentes de celles qu'il produit au printems et en hyver où les corps sont dans un autre état, et où ce même vent est moins chaud , moins humide, et par conséquent moins débilitant. En effet en été et en automne il concourt au développement des fiévres intermittentes

____

(1) Ces années ont été remarquables par la fréquence et la malignité des maladies endémiques.

5 *

simple et ataxique ou pernicieuse, et en hyver et au printems aux fiévres éphémères et
aux affections purement hystériques (1). Ainsi l'action des vents du sud sera toujours proportionnée au mode de prédisposition des
corps, et ce mode naîtra de l'état de l'atmosphère, de ses variations fréquentes, de la
qualité du sol, de la nature du tempérament
des sujets, de leur âge, de leur sexe, de
leur profession, de leur manière de vivre etc.

Il est certain que l'action des vents augmente ou diminue d'énergie plutôt d'après la nature de la diathèse des corps qui y sont exposés, que par l'effet des principes dont ils
sont chargés. Le docteur *Thouvenel* rapporte que le vent nommé *Samyel* par les
Turcs, vent qui régne dans quelques parties
de l'Asie et dans le désert entre *Bassora*,
Bagdad, *Alep* et la *Mecque*, et qui souffle pé-

---

(1) Mes observations cliniques m'ont démontré
avec quelque certitude qu'à Rome le souffle prolongé
de l'austral est favorable au développement des fiévres
continues ataxiques ou nerveuses, et celui du siroc aux
fiévres adynamiques ou putrides.

riodiquement en juin, juillet et aout, tue à
l'instant les personnes qui sont sur terre, tandis qu'il n'est point funeste à celles qui sont
sur mer. D'après cela devra-t-on s'étonner
que les vents du sud, même dans l'état romain, soient plus funestes aux habitants de
Rome et de la plaine, qu'ils ne le sont aux
personnes qui sont sur mer? je puis de même
assurer qu'a *Porto d'Anzo* (endroit mal-sain
en été) la fiévre n'atteint pas les individus
qui dorment dans leur bâtiment sur la mer.

Tous les vents du sud sont donc plus ou
moins mal-fesants suivant l'époque à laquelle
ils se font sentir, suivant la quantité d'humidité ou autres substances dont ils sont porteurs, suivant surtout la prédisposition du sujet qui en éprouve l'influence. Ces vents ne
suffiroient point pour produire les nombreuses fiévres qui régnent pendant l'été, s'ils
n'étoient pas secondés par la qualité de l'air,
et *vice versa*, ainsi que par une infinité d'autres causes dépendantes des localités.

Quant aux vents du nord, et surtout du
nord-est, nommés vulgairement *venti di tra-
montana*, ils souflent rarement en été, ex-
cepté quelques heures de la nuit; mais en

revanche, en hyver, ils se font souvent sentir, et deviennent la cause d'une grande quantité de pleurésies, de péripneumonies, d'affections rheumatiques et catarrhales. C'est cependant en été que leur influence seroit plus salutaire, et que leur action modérée deviendroit aussi utile que le furent les eaux rapides de l'Alphée, dont Hercule se servit pour balayer le fumier qui infectoit les écuries d'Augias.

Ces vents sont encore ralentis dans leur marche par une chaîne de montagnes et de collines qui dominent certaines parties de la ville; et il semble que ces vents ne fassent que glisser sur les couches inférieures d'air brûlant et lourd qui forment une atmosphère permanente, dans certains endroits de Rome bas et réputés mal-sains.

Les principaux vents qui dominent dans chaque saison, sont donc au printemps le couchant et la tramontane; en été les vents méridionaux, et surtout le siroc et l'austral; en automne le siroc et le levant; et enfin en hyver le siroc, le libech et la tramontane. (Il est inutile de rappeler que le siroc se fait sentir en toute saison plus ou moins.)

Le levant et le siroc apportent les pluies dans l'automne: le siroc la précède aussi dans l'hyver, et la tramontane quelques fois en été; mais le plus souvent c'est le souffle alternatif et précipité du libech et du siroc qui l'apporte à cette époque.

CHAPITRE CINQUIÈME.

Des Eaux potables.

Après avoir démontré l'influence qu' ont, sur l'économie animale, les climats, l'air et les vents de Rome, je crois important de faire connoître les différentes eaux qui y servent de boisson.

L'eau qui, pendant tant de siècles, a été considérée comme un élément, a cessé de l'être de nos jours, grâce à l'immortel *Lavoisier* et à la découverte de la chimie pneumatique.

Ce fluide transparent, insipide et inodore, composé de 15 parties d'hydrogène et 85 d'oxigène combinées, ou au moyen de l'étincelle électrique, come l'a démontré *Lavoisier*, ou par une compression forte avec secousse violente, ainsi que l'a prouvé M. *Biot* (1), est 850

---

(1) Mémoire lu à l'Institut national sur la formation de l'eau par la seule compression.

fois plus pesant que l'air. Il exerce sur le systême vivant, soit qu'on en fasse usage in-
térieurement ou extérieurement, une influence latente et des effets proportionnés à sa nature, aux principes étrangers qu'il contient,
et à sa température.

L'eau ne s'offre jamais à nous en état de
pureté parfaite: elle contient toujours quelques principes étrangers qu'elle a dissouts.
C'est la propriété dissolvante des eaux et la
nature des terres sur lesquelles elles passent,
qui servent à établir leur distinction, et qui
les rendent plus ou moins potables et saines.

L'eau, ce grand dissolvant de la nature, est
aussi nécessaire au régne animal qu'au végé-
tal: elle dispense ses faveurs à tous les êtres
organisés avec la même générosité. Aussi est-
ce la raison qui a fait penser aux philoso-
phes de l'antiquité, qu'elle faisoit partie es-
sencielle de tout ce qui jouit de la vie: sa
nature bonne ou mauvaise est tellement importante à l'entretien de la santé, que c'est à
sa mauvaise qualité qu'on doit les troubles
dans la digestion, qu'on éprouve très-souvent,
autant par l'altération des sucs gastriques que
par l'action débilitante qu'elle imprime à la

contractilité musculaire du canal intestinal .
Passons à l'analyse des eaux de Rome.

Petronio est le premier qui se soit occupé des eaux de Rome et de leur nature; c'est
lui qui les a divisées en eaux douces et en
eaux médicinales, d'après les principes qu'il
a cru qu'elles contenoient. Après avoir compris parmi les eaux douces celles de pluie
et de fontaine, il passe à la distinction de
chacune d'elles: et en parlant de celles des
puits voisins du Tibre, et qui en reçoivent
l'eau, il dit avoir observé que l'eau du Tibre, qui, avant d'arriver dans ces reservoirs
circulaires, passe sur une terre solide, sablon-
neuse et argilleuse, est limpide, pure et salubre; et qu'au contraire celle qui filtre à travers un terrain composé d'un ciment sale,
ou voisin des cloaques et des latrines, est
impure et nuisible à la santé.

Lancisi a partagé la même opinion quand
il a dit, *quod autem putei Romae putidas
alicubi aquas contineant; malum hoc acce-
ptum referendum est, non lympharum venulis,
quae purissimae fere in universum sunt; sed
modo corporibus facile putrescentibus, quae in
puteos ipsos praecipitata sunt; modo nimiae*

quieti earundem putealium aquarum; nam cum minus agitantur, justo crassiores evadunt; modo tandem (quod frequenter accidit) aliquorum imperitiae architectorum, qui puteos cavant juxta latrinas, aut cloacas, quarum sepulta lues puras aquas contemerat; quam profecto causam idem quoque accusat in romano victu exercitatissimus Alexander Petronius (1).

Il n'y a rien d'étonnant en effet, qu'une eau qui filtre à travers les terres pures ou impures, y contracte, en raison de sa vertu dissolvante, des qualités bonnes ou mauvaises dépendantes des localités; mais, malgré les sages réflexions de ces auteurs, il est rare cependant que les eaux de puits, en raison de leur état de stagnation, ne deviennent pas plus crues ou séléniteuses, qu'elles ne contiennent pas plus de carbonate, de sulfate et même de muriate de chaux, que celles de fontaines; qu'elles ne soient pas plus pesantes et plus froides et qu'elles ne recèlent pas une plus grande quantité d'acide carbonique, ainsi que l'a démontré M. *Sen-*

----

(1) De nox. paludum effluv, cap. **IX.**

nebier. Au reste il y a dans Rome, une infinité de puits voisins ou éloignés du Tibre,
qui ne participent nullement de la qualité de
ses eaux.

Petronio dit encore que les eaux de pluies qui se rassemblent dans les citernes, sont
toujours les meilleures, sourtout si elles ne
passent pas sur des terrains infectes.

Hippocrate avant lui avoit dit, en parlant
des eaux de pluie, *aquae igitur pluviales le-
vissimae et dulcissimae et tenuissimae ac splen-
didissimae sunt; primum enim sol quod tenuis-
simum ac levissimum est in aqua, educit, ac
sursum rapit* (1). Il me semble que cette
opinion d'*Hippocrate* répétée par *Petronio*
mérite quelque considération; et si elle est
vraie, prise généralement, elle exige une exception pour Rome, où je suis fondé à croire par ce passage même de l'oracle cité (2):
*odorem malum pluvialis aqua habet; eo quod
ex plurimis congregata est, ac permixta, ut
citissime putrescat. Sic in locis ubi palustres
aquae sunt, ut apud Corinthum, et quidam*

––––––––––

(1) Lib. de aëre, aqu. et locis.
(2) Loc. cit. Hippocr.

alii apud nostrum mare oppido qui cisternarum aquas potant, nihil fere minus, quam qui alvos, nisi forte vernaculus aër hujus rei causa a quibusdam subjiciatur, valetudinarii sunt; que puisque l'air dissout des eaux de mer, de lacs, de marais, qu'il peut tenir dissous ou simplement mêlangés, à de certaines époques, des effluves fétides provenant de substances animales ou végétales en décomposition, l'eau qui en provient doit donc très-souvent être mal-saine et se corrompre promptement par la putréfaction des matières hétérogènes, putréfaction que la stagnation favorise. Les eaux de pluie ne sont pas toujours les mêmes. Les saisons différentes les font varier de qualité; en effet les eaux de pluie qui tombent en hyver et au printemps, doivent être plus pures que celles d'été et d'automne en Italie surtout, où les chaleurs prolongées de ces deux saisons n'en font qu'une.

Indépendemment de l'air, de l'acide carbonique, du carbonate de chaux (1), quelques fois d'un peu d'acide nitrique et de mu-

-----

(1) *Thomson* Syst. chym. tom. VI, pag. 339.

riate de chaux (1) que ces eaux contiennent; elles peuvent être chargées, dans l'*Agro Romano* et vers le littoral, des gaz hydrogène sulfuré (2) et carburé (3), de parties salines ou de muriate de soude: et j'ai observé que les pluies d'orage qui tombent en été, entraînent dans leur chûte des millions d'insectes, et en couvrent souvent de grandes portions de terrain.

Non seulement ces causes d'insalubrité rendent mal-saines les eaux de citernes, mais elles communiquent encore, à l'air de la campagne, des vertus extraordinairement délétères. Ces inconvenients sont moins grands pour Rome; mais cependant je suis d'avis qu'en été et en automne seulement, les eaux de citernes qui sont dans la ville, ne doivent pas

______

(1) *Bergman*, I. 87.

(2) Les sources d'eau sulfureuse dans l'*Agro Romano*, et même dans tout le département de Rome, sont incalculables.

(3) Il n'y auroit rien d'étonnant que ces eaux en continssent, vu la grande quantité d'endroits marécageux et de tourbe qui existent dans l'*Agro Romano*.

être aussi saines que le sont celles des nombreuses fontaines dont Rome abonde. *Galien*
n'a-t-il pas observé également que les eaux
qu'on conserve dans des citernes étroites et
toujours en repos, y acquièrent en peu de
temps un caractère plus insalubre?

Dans le chapitre des moyens préservatifs
à employer contre les maladies du climat, je
développerai les effets malheureusement trop
communs produits par ces eaux, ainsi que
les correctifs nécessaires pour détruire leur
mauvaise qualité.

Lancisi s'est aussi beaucoup occupé des eaux
de Rome, et les a divisées ainsi: 1. celles qui
naissent spontanément, 2. celles qui nous par-
viennent par les aqueducs, 3. celles nommées
tibérines, 4. celles de pluie.

Je ne veux pas m'appesantir sur de pareilles distinctions, ni passer en revue la quantité prodigieuse de sources diverses que les
anciens Romains avoient conduites à Rome;
ces détails seroient plus ennuyeux qu'utiles.
Ces eaux, d'ailleurs, n'existent plus; les
aqueducs immenses et les autres travaux qui
servoient à les conduire à Rome, sont devenus la proie des barbares et du temps

plus barbare encore. Ce que la rage destru-
ctive des premiers ne put anéantir, a suc-
combé sous les efforts irrésistibles du dernier. Ni leur beauté, ni leur utilité ne put
sauver ces monuments, dont la durée et les
ruines attestent qu'ils avoient été construits
avec autant de solidité que de splendeur.

Passons rapidement à l'énumération des
eaux qui servent maintenant de boisson aux
Romains.

L'état actuel de nos connoissances chimiques annulant tout espéce de travail sur l'analyse des eaux pures ou minérales, antérieure
à la découverte de la nouvelle chimie , ils
est inutile de rapporter aucun des principes
que l'on a trouvés dans les eaux de Rome, dont
l'analyse, depuis les progrès des connoissances
chimiques, n'a été consignée nulle part.

Je ne parlerai point de certaines eaux dont
Petronio et *Lancisi* ont fait mention, et en
leur place, je ferai connoître plusieurs sources qui leur ont échappé, et qui méritoient
mieux cependant de fixer leur attention.

Les eaux simples et potables de Rome sont
au nombre de dix et portent le nom *d'acqua
delle Api, acqua di Trevi, acqua di San Fe-*

lice, *acqua del Grillo*, *acqua Felice*, *acqua di Lancisi*, *acqua di Bocca d'oro*, *acqua di S. Giorgio*, *acqua Paolina*, et *acqua del Tevere*.

Indépendemment de ces dix sortes d'eaux potables, il y a encore celles de puits et de pluie renfermées dans des citernes, dont il a été déjà question dans mes considérations générales sur la qualité de ces eaux.

Il m'a paru suffisant de juger ces eaux d'après leurs qualités physiques, d'après les phénomènes apparents auxquels les divers réactifs appropriés aux gaz ou au genre de sels qu'elles contiennent, donnent lieu, et d'après les précipités plus ou moins abondants qui résultoient de l'addition des agents chimiques. Comme ces eaux sont toutes potables et plus on moins bonnes, il ne m'a pas paru nécessaire d'en faire l'évaporation, afin de connoître les quantités précises des substances qui y sont dissoutes; ces dernières n'y étant pas en quantité suffisante pour altérer leur saveur, leur transparence et leur couleur ; et ayant été à même, sur des quantités égales d'eau et de réactifs employés, de juger les différences qui existent entr' elles.

J'ai cru d'autant moins utile de faire l'évaporation de toutes ces eaux, et d'en péser les résidus, que dans trois évaporations diffé-rentes de la même eau, et à des époques diverses, mes résultats n'ont jamais été con-formes: cela se conçoit. La température des eaux en fait varier la propriété dissolvante: et la même eau rencontre souvent dans son passage des substances solubles qu'elle dis-sout, et qui n'éxistoient pas en elle quelques jours auparavant. Au reste cette importance que l'on attacheroit à la connoissance des quantités des sels contenus dans les résidus de ces eaux, ne conduiroit à rien de plus positif sur leur nature et sur leur qualité, puisque dans l'évaporation, il se forme sou-vent des sels qui n'y éxistoient pas dans le même état, quand on a fait la première ana-lyse par le moyen des réactifs. Cela est si vrai qu'en dissolvant les résidus de ces mê-mes eaux dans de l'eau distillée, on n'ob-tient jamais les mêmes phénomènes qu'on avoit reconnus au moyen des mêmes réactifs, avant l'évaporation. Passons à la distinction des eaux entr'elles.

L'eau *delle Api*, que je regarde comme la meilleure de toutes celles de Rome, et à laquelle j'ai cru devoir assigner le premier rang, vient des collines Vaticanes, et a été recueilli par Urbain VIII dans la cour de *Belvedere* au Vatican. *Lancisi* en a parlé sous le nom d'eau de Saint Damas : elle est claire, transparente et légère; elle réunit toutes les qualités physiques qui jadis suffisoient, sans l'analyse chimique, pour constituer une bonne eau. La bonté de cette eau se présente aux étrangers qui vont s'y désaltérer, par l'épigramme suivante, gravée au dessous des abeilles (*delle api*) sculptées sur la fontaine à laquelle elles donnèrent leur nom.

Quid miraris apem, quae mel de floribus haurit,
Si tibi mellitam gutture fundit aquam ?

Le poids spécifique de cette eau est le même que celui de l'eau distillée. Sa température étoit à 10 le 28 mai 1812, celle de l'air étoit de 18 dégrés du même thermomètre de *Réaumur*, exposé au nord à deux heures après midi. Cette eau essayée par les réactifs chimiques m'a présenté les phénomènes suivants, qui malgré son apparence de pureté ne laissent aucun doute sur la présence de quelques substances hétérogènes; mais qui cependant y sont en bien petite quantité. Le ni-

trate d'argent a produit un précipité blanc
floconneux: l'oxalate ammoniacal a procuré à
l'eau une teinte blanche, sans occasionner un
précipité sensible. L'alcool savonneux a produit un nuage blanchâtre : le sulfate de fer
l'a troublée et a donné au liquide une teinte d'un vert-ambré . Les muriates de barite
et de chaux, l'eau de chaux , le carbonate
de potasse, l'ammoniaque liquide, le prussiate de fer, les acides sulfurique et muriatique
n'ont produit sur cette eau aucun changement.

Une certaine quantité de cette eau évaporée à siccité a donné un résidu décomposa-
ble par l'acide sulfurique qui en a dégagé
un peu d'acide muriatique et d'acide carbonique, et qui a formé une liqueur qui avoit
la saveur du sulfate de soude; d'où je conclus que le muriate découvert par la dissolution du nitrate d'argent ne peut être qu'un
muriate de soude : parce que l'acide sulfurique n'ayant fait subir à l'eau aucun changement, il exclut la présence de la chaux à
l'état de muriate. Le sel à base calcaire démontré par l'oxalate d'ammoniaque et par
l'alcool savonneux, est un *carbonate calcaire*;
et la teinte ambrée procurée au sulfate de fer

6 *

dissous dans l'eau distillée a prouvé que cette eau contenoit beaucoup d'air atmosphérique; ainsi cette eau, quoique très-claire, très-
transparente et très-légère contient un peu
de muriate de soude, une petite quantité de
carbonate de chaux, et la vingtième partie de son volume d'air atmosphérique (1),
abstraction faite de la petite quantité d'acide carbonique libre que contiennent ordinairement toutes les eaux potables, où il y a du
carbonate de chaux dissous (2). Cette eau,
quoique très-bonne, est trop éloignée de la
ville pour qu'on puisse 's'en servir.

L'eau de *Trevi*, dont la bonté égale la ma-
gnificence de la fontaine qui la reçoit, prend

---

(1) MM. *Humbold* et *Gay Lussac* ont prouvé que les
eaux potables contiennent un air plus pur que l'air ordinaire de l'atmosphère, et que l'oxigène y est souvent
de 30 parties sur 100. La quantité d'oxigène contenu
dans les eaux potables, d'après ces savants, peut varier
de 25 à 33 environ sur 100 parties d'air, tandisque dans
l'air ordinaire l'oxigène est toujours de 21 sur 100.

(2) Thomson's system of chymistry, trad. vol. III
pag. 327, dit que l'acide carbonique se trouve communément dans les eaux de source, dans la proportion
de 3 ou 5 pouces cubes par 100.

sa source à huit milles de Rome, entre Tivoli et Palestrine, vers la possession de *Salone* et est conduite à Rome par des aqueducs. Ce fut *Marc Agrippa* qui le premier
la fit venir pour l'usage de ses thermes; et
c'est aux papes Clement XII et XIII qu'on
doit la construction du beau monument qui
la transmet à l'usage du public, avec autant
de splendeur que de commodité. Les auteurs
qui ont écrit sur Rome, ont parlé de cette
eau de préférence à toutes les autres; aussi
ne puis-je m'empêcher de rapporter les opinions diverses des savants qui ont presque
toujours été en opposition sur ses qualités.

Pline est le premier auteur qui ait douté
de la bonté de cette eau, et séduit ou plutôt trompé par l'incrustation des sels calcaires qui tapissent ses cánaux, il ne l'a pas
jugée bonne à boire, et a dit d'elle: *quantum
virgo tactu, tantum praestat martia haustu* (1).

Petronio a cru également que ce carbonate calcaire qu'elle abandonne dans son cours,
étoit un tartre, et que cette eau devoit produire dans le corps, des effets semblables et

______

(1) Plin. op. cit.

engendrer des calculs; ce qu'il explique ainsi: *in quibus ut duros lapides parit, ita intro
in corpus assumpta, in viis , per quas meat,
calculos generat* (1). Il revient encore à sa
première idée dans un autre endroit de son
ouvrage, où il s'exprime ainsi , en rendant
différemment la même idée: *jure tum cruda,
tum calculorum effectrix censeri potest.* Mar-
tial a également partagé le sentiment de cet
auteur, et c'est ainsi qu'il manifeste son opinion : *tribus si placeat tibi Laconum , con-
tentus potes arido vapore, cruda virgine, mar-
tiaque mergi .* Galien avoit cependant avant
eux porté sur cette eau un jugement plus
raisonnable, et lui avoit déjà assigné le rang
que l'analyse chimique lui rend aujourdhuy:
aquam crudam, dit-il, *nullam praeter quam-
dam tiburtinis montibus fluentem.* Le célébre
Lancisi a partagé l'opinion de notre auteur.

L'eau de la fontaine *de Trevi* devoit-elle
devenir le sujet d'une semblable discussion,
quand sa limpidité, sa légèreté et sa transparence sont des avant-coureurs de sa bonté ? Sa pésanteur spécifique est presqu'égale

____

(1) De victu Romanor. lib. 2. cap. 3.

à celle de l'eau distillée . La différence est à peine appréciable. Sa température étoit à 11 dégrés du thermometre de Réaumur à midi, dans le mois de juin, la chaleur atmosphérique marquant 19 au même thermomètre exposé au nord . J'ai comparé plusieurs fois la température de cette eau avec celle de l'atmosphère à diverses époques et dans des saisons différentes , et je n'ai jamais vu descendre le mercure au dessous de 9, et monter au dessus de 11 , à l'époque même des plus grandes chaleurs.

L' oxalate ammoniacal versé dans cette eau lui a procuré une teinte blanche assez prononcée ; le nitrate d'argent y a formé un léger précipité blanchâtre; l'alcool savonneux l' a troublée , et y a fait naître un nuage opalin ; la dissolution de sulfate de fer versée dans cette eau a acquis une légère teinte ambré-verdâtre , et tous les autres réactifs déjà mentionnés cy-dessus ne lui ont fait subir aucune altération. Cette eau évaporée a fourni deux grains de résidus par livre romaine de douze onces d'eau. Ainsi cette eau contient la dixhuitième partie de son volume d'air, plus les mêmes principes de la précédente, à l'exception qu'elle contient un peu plus de carbonate de chaux et un peu moins de muriate de soude. L'acide sulfurique et le muriate de barite ont exclu la présence du muriate et du sulfate de chaux.

Cette eau tant extimée à Rome abreuve la plus grande partie de la ville, et se répand dans les places de Saint *Lorenzo in Lucina*, de *Monte Citorio*, des *Orfanelli*, de la place *di Pietra*, de la place *Colonna*, du palais de la *Propaganda*, des *Capucini* où est l'hôpital des militaires convalescents, de Saint *Antoine des Portugais*, de la place *del Popolo*, de Saint *Charles*, de la place *d'Espagne*, de la Trinité *des Monti*, du *Babuino*, de Saint *Jean des Florentins*, des ruës des *Coronari*, de *Banchi*, de la place de l'*Anima*, et de l'*Apollinare*. Elle se répand encore jusque dans le quartier nommé *Rione di Parione*, qu'elle abreuve en partie. Enfin il y a peu de palais, quelque soit leur éloignement de cette fontaine la plus belle du monde, qui n'aient cherché à en attirer l'eau.

L'eau de *San-Felice*, qui prend sa source dans le mont Quirinal, est modestement rétirée dans la cour d'un palais nommé *San-*

Felice, et se trouve sur la droite de la colline qui conduit au palais Impérial: Elle n'a point été connue de *Petronio*, et selon moi, elle doit tenir à juste titre le troisième rang parmi les eaux potables de cette ville. Elle a la même température et la même pésanteur que celle de la fontaine de *Trevi*. Les réactifs chimiques nous ont offert, à peu de chose près, les mêmes résultats. Elle ne contient qu'un peu de muriate de soude et de carbonate de chaux. Cette eau est très-peu connue, et n'est pas recherchée parce qu'elle est très- voisine de celle de *Trevi*.

L' eau *del Grillo* , qu'on a toujours considérée comme la plus pure, a joui jusqu'à ce jour d'une réputation usurpée: car, loin d'être la première, elle ne mérite que le quatrième rang parmi les eaux potables de Rome. J'ai plusieurs fois recommencé mes essais; mais les résultats ont toujours été les mêmes, et quoiqu'il n'y ait, entre elle et les autres sources cy-dessus citées, que très-peu de différence, il en éxiste cependant assez pour lui assigner la place qu'elle doit avoir, par rapport à la quantité plus grande des sels calcaires qu'elle contient et dont les réactifs justifient la présence. Cette eau est limpide, claire, transparente et fraiche. On la trouve dans le palais *del Grillo,* qui lui a donné son nom, et il paroit qu'elle naît au pied du Quirinal. Sa pésanteur spécifique est la même que celle de *Trevi.* Sa température est, en toute saison, toujours égale, et à 10 dégrés du thermomètre à mercure de Réaumur. L'oxalate ammoniacal, le nitrate d'argent, la teinture alcoolique de savon l'ont troublée et lui ont fait prendre une couleur blanche très-prononcée. L'ammoniaque liquide y a produit un nuage blanchâtre, et y a annoncé la présence de l'alumine ou de la magnésie ou même de l'une et de l'autre. Le sulfate de fer dissous dans l'eau distillée et versé dans cette eau ne l'a presque pas altérée : d'où je conclus qu'elle ne contient pas autant d'air atmosphérique que les précédentes, que ce dernier y est moins oxigèné, et qu'elle contient du muriate à base calcaire : car le muriate de barite, ne lui ayant fait subir aucun changement, en a exclu la présence d'un sulfate de chaux. Cette eau n'en est pas moins très-bonne à boire, la quantité des sels qui y sont dissous étant insuffisante pour en altérer la saveur et la transparence. Elle ne sert pas communément de boisson, vu qu'elle est très-voisine également de celle de *Trevi*.

Acqua Felice. L'eau de cette fontaine, dont le faste semble insulter au réduit modeste de celle *del Grillo*, lui est inférieure en bonté. Cette eau, qu'on doit à Sixte V qui la renferma dans un superbe monument, prend sa source dans un champ qui appartient à la maison *Colonna* situé à gauche de la route de Palestrine, à 22 milles hors de la porte *Maggiore.*

D'après *Lancisi,* cette eau a une pésanteur plus grande que toutes celles dont il a parlé; cette pésanteur plus grande qu'il lui a si gratuitement accordée, ne m'a pas paru assez bien justifiée. J'ai voulu la péser et la comparer avec toutes celles déjà citées, et j'avoue que je n'ai pas trouvé cette grande différence que notre auteur a prétendu y éxister. Je ne crains pas de dire que la manière de calculer les divers poids spécifiques des eaux qu'il a soumises à l'essai, ne peut pas être très-juste, et que les 2 à 3 grains qu'il a cru trouver en excès sont imaginaires, d'autant plus que le poids spécifique de toutes les eaux potables de Rome est à peu près le même, et que la différence qu'on observe entre elles est difficilement appréciable: la disparité même qui éxiste entre leur poids et celui de l'eau distillée n'est pas considérable. La température de cette eau varie et suit celle des grandes chaleurs : elle acquiert toujours un dégré et demi de calorique de plus que les autres eaux ; et il est possible que ce soit parcequ'elle est moins fraiche que les précédentes, qu'on la considère comme moins bonne. Elle se trouble et offre un nuage blanc, quand on y verse de la dissolution de nitrate d'argent, d'oxalate ammoniacal et de teinture alcoolique de savon: elle prend, à l'aide de la solution de sulfate de fer, une teinte ambrée. Aucun autre réactif ne lui a fait subir d'altération.

Cette eau est donc très-potable: elle a une saveur douce : elle est limpide et transparente. Un préjugé vulgaire l'a fait regarder comme bien inférieure à celle de *Trevi*, tandis qu'il n'y a entre elles qu'une légère différence à peine sensible. En été elle acquiert, à sa sortie de la fontaine et dans son trajet sans doute, parce qu'elle est exposée au midi,

un dégré de chaleur qui la rend moins agréable à boire que la précédente. Elle peut
être un peu inférieure à celle de *Trevi* dans
cette saison seulement; mais elle ne contient
pas plus de sels que cette dernière et doit
être régardée comme une eau, en tout temps,
très-potable. Elle abreuve les alentours de la
Colonne Trajane, le *Campo Vaccino*, la porte
S.*Giovanni*, la porte *Maggiore*, Saint-Pierre *in
Vincoli*, Sainte-Marie Majeure, la *Suburra*, le
Macel de' Corvi, le Forum de Nerva, la porte
Pia, les Thermes de Dioclétien ou la place *delle
Terme* : elle se répand encore dans les ruës
de Sainte-Marie *in Via*, des Saints-Apôtres,
la place *Barberini*, la porte *Salara* et le Mont
Quirinal. Elle s'étend même jusque vers le
Capitole, le Palatin, le Célien, la place *Mon-
tanara*, la ruë de la Consolation et Sainte-
Marie in *Campitelli*.

L'eau de *Lancisi* a été ainsi nommée, parce que ce fut ce célèbre médecin qui la dé-
couvrit et la conduisit à ses frais au grand
hôpital du Saint-Esprit (*Santo Spirito in Sas-
sia*); elle prend sa source dans cette partie
du Janicule nommée *Salita di Sant'Onofrio*,
et va porter ses eaux d'un côté aux deux

aîles de l'hôpital du Saint-Esprit et de l'autre à la rive occidentale du Tibre. C'est de cette dernière portion d'eau que je vais m'occuper. Elle semble sortir d'une pierre qui régarde le pont Sixte à l'orient : elle est limpide et transparente, inodore et sans saveur rémarquable. Sa pésanteur spécifique est égale, dit *Lancisi*, à celle *delle Api*, qui se trouve dans la cour de *Belvedere* au Vatican. Il étoit bien naturel que celui qui l'avoit découverte et de qui elle portoit le nom, la mit au premier rang des eaux potables. En effet sous le rapport de pésanteur spécifique il n'y a que très-peu de différence entre elles. Cependant celle *delle Api* l'emporte en légèreté.

L'exposition de la fontaine qui est à l'orient, réalise ce qu'a dit *Hippocrate* dans le passage suivant. Il dit, en parlant des eaux (1), *at vero optimae sunt, quae ex sublimibus locis, ac terreis collibus fluunt. Hae enim dulces sunt, et albae, modicumque vinum ferre queunt, per hyemem calidae, per aestatem frigidae. Tales enim fuerint ex profundissimis*

______

(1) De aër. aq. et loc.

fontibus ; maxime vero laudare eas oportet , quarum fluxiones ad solis exortus erumpunt, et praesertim aestivos; necesse est enim odoratas esse , ac leves . Quaecumque vero salsae, et crudae, ac durae sunt, ad hoc quidem ut eas omnes bibant; non bonae sunt. Sunt tamen aliquae naturae , et morbi, quibus tales aquae in potu commodae sunt, de quibus statim dicam. Habet autem et de his hoc modo. Quae quidem aquae fontes suos ad orientes habent, hae prae omnibus optimae sunt. Secundum ab his locum habent , quae inter aestivos solis exortus, ac occasus emergunt , et magis . hae, quae ad orientes . Tertio loco sunt, quae inter occasus aestivos ac hybernos scaturiunt.

Les méthodes récommandées par *Hippocrate* , *Galien* , *Pline* , *Pringle* et tant d'autres pour reconnoître la bonté des eaux, n'offrant de nos jours que des résultats trompeurs et douteux sur leur pureté, j'ai essayé cette eau par les mêmes réactifs que j'ai employés pour les autres.

L' oxalate d'ammoniaque et la teinture alcoolique de savon ont , par le nuage blanc qu'ils ont occasionné, prouvé la présence d'un sel à base calcaire. Le nitrate d'argent a produit un précipité floconneux, et par conséquent a annoncé la présence d'un muriate. Le carbonate de potasse versé dans cette eau a formé un précipité blanchâtre, ce qui a démontré la présence du muriate de chaux. Le muriate de barite l'a troublée et a prouvé qu'elle contenoit un peu de sulfate de chaux.

La promptitude avec laquelle la dissolution de sulfate de fer versée dans l'alcool s'est troublée, en formant un précipité jaune, a démontré que cette eau contient beaucoup d'air, et que ce dernier a le maximum d'oxigène dont MM. *Humbold* et *Gay-Lussac* ont fait mention. Cette dernière substance qui rend cette eau plus oxigènée que les précédentes, et conséquemment de plus facile digestion, compense la quantité de sels plus grande qu'elle possède. Aucun autre réactif ne lui a fait subir d'altération. Je pense donc que cette eau, quoique bonne, légère et potable, est cependant une de celles qui ont annoncé le plus de substances étrangères, et par conséquent qu'elle est une des moins pures, si toutefois, par l'acception du mot

pure, on n'entend parler que des eaux potables qui ne contiennent pas assez de sels
étrangers pour en altérer la saveur fade, douce et insipide (1).

Acqua di bocca d'oro. On voit hors de la porte *Angelica* filtrer à travers les murs qui cei-
gnent les jardins du Vatican, une eau limpide
tres-transparente dont les gouttes perlées semblent annoncer d'avance sa bonté, et inviter les
passants à venir, sans danger, y étancher leur
soif. Cette eau, dont aucun auteur n'a encore
fait mention, a reçu le nom gracieux *d'acqua
di bocca d'oro*, (eau de bouche d'or) parcequ'elle jouit du doux privilège d'abreuver
les jeunes vierges atteintes de chlorose, et qui
la croyent efficace dans la cure de cette maladie. Elle a une saveur fort agréable. Sa pésanteur et sa température sont les mêmes que
celles de la source de la fontaine *delle api*,
dont je la crois provenir. A l'analyse elle offre à peu près les mêmes résultats, à la dif-

---

(1) Cette eau est chaude en hyver, et fraiche en
été, a dit Petronio lib. 2. cap. 3. Ceci est l'effet de
sa température qui est invariable, ainsi que le sont généralement les eaux prises à la source.

7

férence cependant que, comme elle filtre à travers les terres et les débris de murailles, elle contient un peu de muriate de chaux et de
nitrate de potasse. L'évaporation me l'a prouvé.
Cette eau est potable, mais sa vertu antichlo-
rotique est illusoire.

L'eau de *San-Giorgio* naît à la partie la-
térale et occidentale de la *Cloaca massima*,
canal admirable qui va porter ses eaux dans le
Tibre. Cette source limpide et fraiche, à l'abri
du soleil, jouit à Rome, parmi le peuple, d'une
grande célébrité qu'elle doit à des vertus médicinales, qu'on lui a accordées fort gratuitement. Sa température ne varie jamais: elle est
de 9 dégr. 4 du thermomètre de Réaumur: elle
est assez légère. L'oxalate ammoniacal versé
dans cette eau y a formé un précipité blanc floconneux. Le nitrate d'argent y a également occasionné un dépot abondant: l'alcool savonneux
la blanchit sensiblement: le carbonate de potasse a donné lieu à un léger nuage blanchâtre:
la dissolution de sulfate de fer a fourni un
précipité jaunâtre, et sa solution a acquis une
teinte verdâtre. Tous les autres réactifs, tels
que le muriate de barite, la teinture de noix
de galle, le prussiate de potasse, les acides

sulfurique et muriatique n'y ont produit au_
cun changement : ce qui exclut la présence
du sulfate de chaux, et ce qui prouve que
cette eau contient du muriate de chaux, du
muriate de soude, du carbonate de chaux.
Elle a la vingt-quatrième partie d'air de son
volume. Cette eau est bonne à boire, et voilà
tout. Quant à ses vertus médicinales, telles que
celles de dissoudre les calculs urinaires, et
d'être bonne pour les obstructions, elles sont
tout-à-fait imaginaires. Comme elle est située
dans un lieu incommode et ignoré, elle ne
sert pas de boisson, même aux habitans qui
sont dans son voisinage.

L'eau *Paolina* fut jadis nommée *aqua Al-
siensis*, parce qu'Auguste la fit conduire aux
jardins des Césars dans le *Trastevere*, par le
moyen d'aqueducs du lac Alsiatin appelé par
la suite des temps *Sabatino*, puis enfin lac de
Bracciano : elle est éloignée de Rome de
25 milles.

Il paroîtroit d'après *Nicolai* (1), que le lac

____

(1) Memorie sulla Campagna e l'Annona di Roma
1803. tom. 1. pag. 90.

Alsiatin ancien n'est pas le même que celui de *Bracciano*; mais qu'il existoit dans le voisinage de ce dernier, et qu'il étoit beaucoup plus petit. Un aqueduc, que fit construire l'empereur Trajan, apporte cette eau et la verse dans une très-belle fontaine que l'on doit à Paul V, et d'où lui vient le nom d'*acqua Paolina*. Elle s'élance à grands flots du centre du Janicule, et va se précipiter dans les quartiers du *Trastevere* et de *Borgo*. Ses irrigations vont remplir les deux fontaines magnifiques de la place de St. Pierre, et abreuver les *Rioni de Ripa*, de *Sant'Angelo*, et même une partie de celui de *Parione*. L'eau de cette fontaine est limpide, trasparente et, d'après *Lancisi*, est la plus légére de toutes celles de Rome. Le poids spécifique de cette eau comparé avec celui de l'eau de *Trevi* est le même. Quoique les eaux légéres soient ordinairement les meilleures, celle-ci offre cependant une exception.

Pringle (1) considère comme très-salubres

(1) Oper. cit.

toutes les eaux qui dissolvent bien le savon:
celle-ci le dissout très-bien, et ne jouit pas
d'une grande réputation de salubrité. *Pline*
et *Vitruvius* attribuoient, comme on le sait,
la pureté plus ou moins grande des eaux au
peu de temps qu'elles mettent à cuire les légumes, celle-ci les cuit promptement, et cependant il est de fait, qu'elle est inférieure
en bonté à toutes celles de Rome. Toutes
ces contradictions prouvent évidemment qu'il
est très-difficile d'établir les conditions générales qui constituent une bonne eau; et que
souvent celle qui est la meilleure en apparence, et qui contient même le moins de
substances salines, peut encore être préjudi-
ciable à la santé, à de certaines époques de
l'année, où elle acquiert un plus haut dégré
de calorique, et où elle peut se charger de
principes extractifs difficiles à apprécier, qui
altèrent sa qualité.

Les principes que contiennent les eaux, quoique en très-petite quantité, peuvent devenir
très-nuisibles, lorsque le systême est déjà pré-
disposé par des localités insalubres. C'est ce
qui arrive à la caserne de St. Caliste, que j'ai
toujours considérée comme mal-saine, vu sa

position et son exposition . Plusieurs professeurs distingués de Rome appelés pour juger
le local, de concert avec moi, sont convenus
de son insalubrité, surtout dans la saison d'été.

Il semble que je m'éloigne de mon but, qui
est de faire connoître pourquoi, cette eau si
belle en apparence est moins bonne en été
que les précédentes; mais je crois devoir faire
cette observation , afin de fixer irrévocable-
ment l'opinion des autorités militaires sur cet
emplacement et sur la nature de ses eaux .
Il paroîtra singulier que je regarde l'eau
Pauline comme moins bonne que les premières , tandis qu'elle est très-légére et qu'elle
contient très-peu de sels étrangers. Mais cette eau, comme les autres, limpide et transparente, a une saveur douce qui par fois semble un peu terreuse, et a une température assez élevée en été. Ce qu'il y a de certain, c'est
que, dépuis plusieurs années, je me suis occupé
de faire des observations sur les maladies des
militaires confiés à mes soins, et j'ai toujours
observé que la caserne de St. Caliste m'a fourni plus de malades que les autres et principalement de scorbutiques. Ce n'est pas de ce
genre de scorbut, suite de dégénérescence hu-

morale, d'une asthénie universelle des solides,
et d'une altération dans les principes compo-
sant les fluides en général , dont j'entends
parler, mais d'une affection scorbutique loca-
le de la membrane muqueuse de la bouche,
qui s'annonce par la paleur des gencives, les
rend saignantes, les déchausse, et qui est su-
sceptible de faire des progrès désastreux, si
on la néglige . Je conviens que le local est
si mal-sain et si humide qu'il peut bien cau-
ser une telle altération, sans l'aide des eaux;
mais ce qui m'a forcé de croire que l'eau y
contribuoit un peu, c'est qu'il y a dans Rome
beaucoup d'autres endroits aussi mal exposés
et aussi humides qui reçoivent des eaux de
Trevi, et où les habitants n'ont pas la même
maladie. J'observe en outre que cette affection
ne se développe chez les militaires qui y sont
casernés qu'en juin, juillet et aout, c'est à dire dans les mois les plus chauds de l'année,
et où cette eau, qui vient d'un lac, est presque tiéde. Indépendemment de cette affection
scorbutique chez les militaires casernés à St.
Caliste, il n'est pas rare de voir en toute saison régner parmi eux des engorgements glan-
duleux des parotides surtout , avec fiévre et

sans fiévre, des angines tonsillaires et des éry-
sipèles, particulièrement à la face. Ainsi, non
seulement cette caserne est insalubre par sa
position, sa localité et son exposition, mais
encore, parceque les eaux qu'elle reçoit dans
la saison d' été , paroissent avoir une action
débilitante plus grande en raison de ce
qu' elles arrivent presque tiédes , et qu'elles
sont peut-être chargées de parties extracti-
ves qui l'altèrent . On conçoit aisement que
si cette qualité d'eau abreuvoit les habitants
d' un endroit élevé et où l'air seroit moins
chaud et moins humide, son action se rédui-
roit à peu de chose, n'étant point aidée par un
état de prédisposition asthénique, comme les
militaires le sont dans Rome , ainsi que le
prouve le genre de maladies que cette eau
occasionne abondamment à cette époque. Le
nitrate d'argent forme dans cette eau un précipité abondant: l'oxalate ammoniacal la trouble légérement: l'alcool savonneux lui donne
une teinte opaline: tout autre réactif n'y produit aucune altération. Elle ne contient, comme on le voit, qu' une petite quantité de muriates de soude, de chaux, et de carbonate
calcaire.

L'acqua del Tevere (1), d'après *Petronio*, est la meilleure de toutes celles de Rome, surtout, dit-il, si elle est bien purgée, *quod sex ante menses usu venire non solet*. Elle est, d'après cet auteur, claire, légére, facile à passer. Il combat l'opinion de *Pline* qui prétendoit y avoir reconnu du soufre et de l'alun. Il observe que la petite quantité de sables, qu'on voit dans les vases de terre qui la recélent, sert à la défendre des injures de l'air et à empêcher qu'elle ne se corrompe; et que cette eau, loin d'engendrer des calculs, comme on l'a prétendu, et de faire des dépots dans les reins, se dépose dans l'estomac et passe facilement sans resserrer le ventre. Comment se fait il que cette eau, qui a démontré par l'analyse qu'elle contenoit abondamment des muriates de chaux et de soude, des sulfate (2) et carbonate de chaux, de l'aci-

---

(1) On nomme *acqua Tiberina* l'eau du Tibre et des puits voisins du Tibre et qui en provient, ce qu'il est assez difficile de savoir, vu la grande quantité d'eaux diverses qui se perdent dans le sol de Rome.

(2) Il n'est pas étonnant que l'eau du Tibre contienne beaucoup de sels étrangers, quand on pense

de carbonique et la vingt-deuxieme partie de son volume d'air atmosphérique , puisse l'emporter en pureté sur celle de *Trevi* , qui n'offre pas les mêmes inconvénients, quoique *Petronio* ait prétendu que cette dernière engendroit dans le corps des calculs, parce qu'il avoit observé que les canaux, par lesquels elle passe , étoient remplis d'incrustations calculaires. Comme j'ai, appuyé par l'analyse, réfuté son opinion, j'ai assigné à cette eau le rang qui lui convient.

Il y a eu, de la part de cet auteur, une certaine prédilection pour l'eau du Tibre qui est potable, mais cependant moins bonne que les premières dont nous avons fait mention: et c'est sans doute son opinion qui a engagé Paul III, homme de beaucoup de mérite, et surtout économe de sa santé, à boire de cette eau, non seulement à Rome dans tous ses répas, mais encore à la transporter pour son usage dans les voyages qu'il fit à Loréte à Bologne et à Nice. Comme sa constitution ro-

---

que ce fleuve reçoit de nombreuses eaux minérales sulfureuses et acidules provenant des sources infinies qui se trouvent dans la Campagne de Rome.

buste et son régime hygiénique lui ont procuré une longue éxistence, et qu'il ne s'est jamais plaint d'avoir, ni calcul, ni gravelle , on a fort ingénûment conclu que l'eau du Tibre étoit la meilleure de toutes les eaux potables, tandis qu'aujourdhuy, sans égard pour sa réputation , je lui assigne un rang inférieur. L'état actuel de la chimie a anéanti toutes ces théories vicieuses que l'enfance de la science et les préjugés avoient créés.

Je terminerai ce chapitre des eaux potables de Rome, par quelques observations sur les eaux de puits et de citernes, sans, cependant, entrer dans l'énumération des caractères essenciels et particuliers de chacune de ces eaux, vu leur grande variété. Il est de fait et généralement reconnu que les eaux de puits , nonobstant les sels contenus dans les eaux de sources qui viennent s'y déposer, reçoivent ou perdent dans leur trajêt, des principes étrangers, suivant la nature des terrains à travers lesquels elles filtrent. Il est également démontré que, le plus souvent, ces eaux sont dures ou crues à cause de la grande quantité de sels terreux, et surtout de sulfate de chaux, qu'elles contien-

nent; qu'elles donnent quelque fois à l'analyse un peu de nitrate de potasse , et surtout qu'elles ont, ainsi que je l'ai dit plus
haut, une plus grande quantité d'acide carbonique que celles de sources. Elles sont ordinairement plus fraiches, parcequ'elles sont
privées en partie de l'action des rayons du
soleil, et moins légéres que celles de sources parcequ'elles contiennent moins d'air atmosphérique. Ces motifs doivent nécessairement rendre ces eaux moins salubres que celles de sources . Mais ce principe généralement reçu ne peut être admis dans toute son
extension à Rome, où il y a presqu'autant
de qualités d'eau que de puits , selon leurs
différentes positions.

Ces réservoirs recélent des eaux qui, tantot proviennent des nombreuses sources que
les anciens Romains avoient conduites à Rome, tantot viennent des fontaines éxistantes
dans Rome, et dont les eaux filtrent à travers les canaux rompus, tantot sont le résidu des vastes bassins de ces mêmes fontaines, tantot enfin viennent de l'eau du Tibre,
ainsi qu'il a été dit plus haut. Ce qu'il y
a de certain, c'est que souvent quelques unes

de ces eaux n'ont point de saveur, tandis
que d'autres sont crues, pesantes, et ont un
gout séléniteux prononcé qu'elles acquièrent
en passant sur les terrains de cette nature.
J'ai déjà développé au commencement de ce
chapitre, les raisons qui doivent exclure, pour
Rome surtout, ce dégré de bonté qu'on accorde encore de nos jours aux eaux de citernes; principalement dans les saisons d'été
et d'automne où les eaux de pluies entraînent avec elles dans leur chute des substances animales provenant d'insectes qui se pu-
trifient avec d'autant plus d'activité que l'air
est plus chaud, et que les molécules organiques
privées de vitabilité sont plus rapprochées
et en plus grand nombre. Je rapporterai ce
qu'Hippocrate a dit sur les eaux de pluies,
comme venant à l'appui de mon opinion: *atque
eam ob causam inter aquas etiam hae citissime putrescunt, odoremque pravum habet aqua
pluvia, et quod ex pluribus collecta est et permixta, proindeque celerrime putrescat* (1).

Les eaux de Rome sont généralement potables: il y en a de très-bonnes et de mé-

---

(1) De aëre, aq. et loc.

diocres, ainsi que je l'ai démontré cy dessus.
Cette propriété d'engendrer des calculs qu'on
a attribuée à quelques unes d'entre elles, est
illusoire, et est le résultat d'une théorie qui
étoit supportable dans le temps qui la vit naître, mais qui est reconnu erronée des nos jours.
Quoique je n'admette pas que les eaux potables de Rome, quels que soient les principes qu'elles peuvent contenir, puissent donner naissance à la pierre, je suis d' accord,
cependant, avec *Fallope* (1) , *Bergman* (2),
Percival (3), *John Sinclair* (4) et tant d'autres médecins, que les eaux qui tiennent le
plus de sels terreux doivent troubler les digestions et empêcher que les vaisseaux absorbants répandus sur toute la surface du canal intestinal, puissent suçer librement les
principes qui leur conviennent. Je pense également que les eaux, qui acquièrent dans la
saison d'été un plus grand dégré de calorique que celui ordinaire aux eaux de sources

---

(1) De medic. aquis cap. 11. pag. 44.
(2) De aquis artif. frigid. pag. 18.
(3) Bibl. Brit. Sc. et Arts, vol. 57.
(4) Code of helth.

exposées à l'air, éxercent sur la membrane mu_
queuse une action débilitante d' autant plus
grande que celle-ci se trouve plus prédispo-
sée à cet état d'asthénie par la nature du climat, des localités et enfin des causes adventives nuisibles. Comme l' usage prolongé de
semblables eaux peut développer différentes
maladies asthéniques chez les sujets les plus
sains , cette sentence du père de la médecine, *qui sanus est ac valet, is nullo habito
discrimine semper eam quae adest bibat* (1) ,
n' est pas toujours sanctionnée par l'expérience.

CHAPITRE SIXIÈME.

Lieux salubres et insalubres de Rome.

Hippocrate dans son savant traité *de aëre,
aquis, et locis,* est le premier qui nous ait
fait sentir l' importance qu'on doit attacher à
la connoissance des localités, c'est à dire, à
l'exposition des lieux, aux vents qui les frappent, à l'air qu'on y respire et aux eaux qui
les abreuvent; car le plus souvent c' est en
elles que résident les causes occultes de nos

____

(1) Loc. cit.

maladies. Après lui les distinctions, que *Varron*, *Palladius*, *Columella* , *Vitruvius* et *Pline* ont faites sur l'exposition que doivent avoir les maisons , dans les climats chauds ou froids , pour être plus salubres, justifient l'importance et l'indispensable nécessité de traiter un tel sujet.

L'air de Rome, bien loin d'être uniforme, varie en bonté à des distances peu éloignées. La position, l'exposition, l'élevation, la population, la nature propre des localités et celle des eaux apportent des distinctions dans les qualités d'air qu'on y respire, et font que certains lieux sont salubres et d'autres insalubres.

Ce ne sont pas les récits éxagérés et infidèles , le plus souvent enfants d' un préjugé vulgaire, qui m'ont servi de guide dans une semblable entreprise ; mais ce sont mes observations journalières.

Le defaut d'uniformité dans l'atmosphère de Rome a été en effet reconnu par *Marsilio Cagnato* et par *Baglivi*, ainsi que le prouve la phrase suivante de ce dernier , *quibus etiam in locis (quod sane mirum) brevissimi intervalli discrimine, hic aliquantum salubris existimatur aër ; illic contra noxius , et damnabilis* (1) . Non seulement *Doni* (2) a partagé l'opinion de ces deux savants Romains, mais même il a cru devoir diviser les différentes parties de Rome en lieux *très-salubres , médiocrement salubres,* et *très-insalubres.*

Parmi les lieux très-salubres , il place le Capitole, le Quirinal, la partie de l'Esquilin la plus proche de Saint-Pierre *in Vincoli,* le sommet du Janicule, le *Colle degli Ortuli,* le *Monte Citorio* et l'endroit où est le palais *Savelli.*

Toute la plaine du *Campo Marzo,* ainsi que les monts anciens éloignés de la ville, comme seroit la plus grande partie de l'Esquilin, du Viminal, du Palatin, du *Coelius,* de l'Aventin, entrent dans la seconde division destinée aux lieux *médiocrement salubres.* De plus il prétend qu'à certaines époques, il y a du danger à habiter ces endroits.

Il place parmi *les lieux très-insalubres* tous les endroits bas et planes, et ceux de l'an-

---

(1) Prax. med. lib. 1. cap. XV.
(2) De restit. salubr. agri Romani.

cienne Rome déshabités et déserts. Il fait encore une distinction particulière pour les lieux voisins du Tibre, comme le *Circo massimo* entre l'Aventin et le Palatin, ainsi que la *porta Ostiense*, aujourdhuy nommée *S. Paolo*, lieux qu'il a jugés être très insalubres.

En supposant que ces divisions admises par *Doni* furent éxactes de son temps, elles ne le sont plus maintenant, parceque plusieurs endroits, condamnables autrefois, sont devenus louables de nos jours, et *vice versa*.

J'ai peine à croire que ce superlatif de salubrité que *Doni* accorde à certains lieux, ait jamais éxisté : en supposant même que cela fut, je me contenterai de dire que de nouvelles causes ayant apporté de nouveaux effets et des modifications infiniment variées dans la salubrité ou l'insalubrité de certains endroits de Rome, j'ai cru devoir relever cette partie négligée du domaine de l'hygiène et de la police médicale, non seulement comme devenant nécessaire aux médecins civils, mais encore comme indispensable aux médecins militaires appelés à Rome pour donner leurs soins aux braves dont la santé leur est confiée.

Comme j'ai fait dépuis cinq années un relevé journalier portant le nombre des militaires malades, entrés à l'hôpital militaire, le lieu d'où ils venoient, le numéro du régiment, le lieu de leur naissance, leur âge, leur constitution, l'invasion, le genre et la durée de leur maladie, enfin les doses et la nature des médicaments employés à leur traitement: cela joint à mes observations topographiques, m'a mis dans le cas de distinguer les lieux salubres d'avec les insalubres, et de juger presque, par les causes adventices locales, de l'étendue de l'insalubrité et des maladies qu'on y contractent plus fréquemment.

Ces recherches sembleront minutieuses à quelques uns; mais rien n'est minutieux en médecine, et c'est souvent du défaut de précaution dans les régles de l'hygiène que nous nous trouvons attaqués de maladies que des puissances débilitantes occultes fomentoient dépuis longtemps. Comment sans cette connoissance exacte des lieux, sous le rapport médico-topographique, pourra-t-on établir des hôpitaux et surtout des casernes dont la désignation se fait le plus souvent sans l'avis des médecins militaires, qui, pour ainsi dire,

8 *

sont les seuls responsables des maladies que causent évidemment les mauvaises localités ?

Je vais démontrer que l'atmosphère de Rome, qui est bien la même par tout, quant à l'invariabilité de ses composants, reçoit cependant des modifications nombreuses : ce qui m'a fait établir une différence de salubrité entre les divers endroits. Leur exposition et leur population forment les deux subdivisions des deux classes que j'admets pour servir à la connoissance de leur salubrité ou de leur insalubrité . Comme ce sont des puissances accidentelles qui donnent naissance à ces variations de masses d'air , soit que ces puissances proviennent des localités dont l'action nuisible augmente ou diminue avec l'état de l'atmosphère, ou qu'elles naissent de l'exposition des lieux aux vents du sud, ou de toute autre cause indépendante des localités, il en résultera que les différences entre les masses d'air seront d'autant plus sensibles que les causes adventices seront plus multipliées, et que l'état de l'atmosphère de la saison en favorisera le développement et en augmentera l'influence. C'est ainsi qu'en été on est à même d'établir pour certains lieux de Rome des limites calculées d'insalubrité, ce qu'il est impossible de faire dans les autres saisons de l'année, où les causes adventives et occasionnelles des maladies diminuent en nombre et en intensité, et semblent suivre l'état de l'atmosphère dont l'influence croit avec l'augmentation de calorique, et décroit par sa diminution. Il éxiste même à Rome dans de certains locaux, des salles bonnes ou mauvaises, suivant leur exposition au sud ou au nord. L'hôpital civil de *Santo Spirito* en offre une preuve évidente: car toutes les salles qui sont au sud et sud-est, sont mal-saines, telles que celles dites de l'*Ospedaletto, San-Gaetano, S. Filippo, S. Girolamo.*

Je crois devoir diviser tous les endroits de Rome en deux grandes classes que je distinguerai par le nom de *lieux salubres* et de *lieux insalubres.* J'ajouterai ensuite à ces deux classes deux subdivisions pour chacune, et je dirai *salubres par rapport à la position, et salubres par rapport à la population.* De même je dirai *insalubres par la position, et insalubres par le défaut de population.*

Je ne citerai que les places et les rues les plus connues, quels que soient les *Rioni* ou quartiers auxquels elles appartiennent ; car, établissant avec raison que la population diminue l'insalubrité, puisqu'on voit des rues situées dans un même *Rione* et dont l'exposition est semblable, réputées pour être mal-saines par le défaut de population; il est donc impossible de fixer des limites d'insalubrité ou de salubrité qui puissent se trouver en rapport éxact avec la division des *Rioni.*

Les lieux salubres *par la position* sont: le Quirinal (1), le Capitole, la partie de l'Esquilin la plus voisine du Viminal (2), la place de Venise, du Jésus, de la Colonne Trajane, la rue de *Monte Magnanapoli*, la place *Barberini* et la rue *Pia*, jusqu'aux Thermes de *Dioclétien* exclusivement.

---

(1) Quoique *Lancisi* n'ait cessé de louer la situation et l'air de Rome comme étant très-bons, il a cependant aussi donné à entendre par le passage suivant que toutes les parties de la ville ne jouissoient pas du même dégré de salubrité, puisqu'il dit, *Nullus Romae, situs magis clemens, et salubris est, quam qui Pincio et Quirinali continetur*. Cela vient à l'appui de mon opinion sur la salubrité plus grande des lieux cités, que je considère comme les meilleurs à habiter.

(2) Voy. la position cart. topogr. première.

Les lieux salubres par l'effet de la population sont, la place d'Espagne, la *Propagande*, Saint André *delle Fratte* et une partie de la Trinité des *Monti*, les rues des *Condotti* et de la *Croce*, le *Corso* (1), la place de St. Laurent *in Lucina*, la rue de *Campo Marzo* et ses adjacences, la place *Colonne*, celle de la Magdelaine, la rue de St. Louis des François, les places de la *Rotonda*, (où est le Pantheon) de la Minerve, de St. Eustache, de St. André de la *Valle, Madama, Navona, Campo di Fiori, Farnese, Mattei*, de l'*Apollinare*, les rues de la *Pace*, de la *Scrofa*, des *Coronari*, et de *Banchi*.

Les lieux *insalubres par la position* sont, les portes *San-Pancrazio, San-Giovanni, San-*

---

(1) Cette rue que l'on nomme aujourdhuy le *Corso* fesait autrefois partie de la voie flaminienne: elle était hors des murs, et maintenant elle est comprise dans la ville, et forme l'unique promenade fréquentée par les habitants de Rome et par les étrangers. Le nom de *Corso* lui vient de la Course des chevaux (nommés *barberi*) qui y a lieu tous les ans à l'époque du carnaval, et lui à été donné par Paul II l'an 1465.

Sebastiano, *Portese* et *San-Paolo* (1), l'île Tibérine , la Juiverie ou le *Ghetto*, le *Trastévere*,
St. Pierre *in Montorio*, le mont Janicule, la
Longara, le *Rione di Borgo*, les collines Vaticanes, le *Campo Vaccino*, la partie occidentale du *Colle degli Ortuli*, la partie inférieure de
Ripetta jusque vers la porte del *Popolo*, la place del *Popolo* , le *Babuino* , la partie inférieure du *Corso* jusque vers l'hôpital de
St. Jacques des Incurables inclusivement.

Les *lieux insalubres par le manque de population* sont , les monts Aventin , Palatin ,
Coelius, la partie non habitée de l'Esquilin,
la place des Thermes de Dioclétien , sur
la rue *Pia*, et toutes les portes de la ville,
quelle que soit leur exposition.

Avant de passer à l'enumération des causes
qui rendent telle ou telle partie de Rome plus

---

(1) *Lancisi* considéroit comme très-mal-saines les
portes Coelimontana (San Giovanni) Capena (San Sebastiano) Ostiense (San Paolo) Portese, Latina et Flaminia (del Popolo). Ainsi que toutes les *villa* qui
sont hors des murs du même coté. De adv. cael. Rom.
qualit. cap. VIII. Voy. la posit. de ces portes cart.
topogr. première.

ou moins salubre, je crois devoir prévenir que je ne parlerai que des endroits principaux, laissant au lecteur le soin de juger, par les considérations que j'établirai, et d'après les quelles je démontrerai les causes qui produisent d'aussi étranges phénomènes, de la salubrité des autres rues de Rome, soit qu'elles réunissent un plus grand nombre de causes nuisibles, soit enfin qu'elles soient plus ou moins voisines des endroits principaux dont nous allons donner l'analyse.

1. *Causes de la salubrité des lieux renfermés dans la première classe, et maladies qu'on y observe.*

C'est à dater de l'époque où Sixte V fit tailler une forêt à neuf milles environ de la ville, sur la ligne septentrionale d'où les vents du nord souflent sans rencontrer d'obstacles, que toute cette partie du Quirinal habitée, à commencer du Palais Impérial jusqu'au pied de l'Esquilin, jouit d'un air plus pur que tous les autres endroits de Rome.

Tous les lieux voisins de ce mont, où les vents du nord pénétrent, sont sains parce que ces derniers déplacent les couches d'air chaud-humide et suffocant, qui sont en stagnation au bas des monts, et dans toute cette partie habitée de Rome qui formoit l'ancien *Campo Marzo*, et une partie de l'*Intermontium* des anciens.

Le Capitole d'où les aigles romaines partoient jadis 'pour aller dicter des loix à l'univers. Ce colosse si redouté des nations , et qui nous retrace de si grands souvenirs, n'a plus de nos jours que sa belle exposition et sa salubrité. La face surtout qui regarde le nord, ainsi que toutes les rues qui y aboutissent du même côté, telles que celle du Jésus, la place de Vénise et tant d'autres endroits, jouissent de l'air le meilleur de Rome , en ce qu'il est moins vif et moins frais que celui du Quirinal. On voit encore en face de l'église du Jésus le Palais du savant *Petronio* (1), dont la façade est exposée au levant.

Les maladies dans les endroits que je viens

---

(1) S'il étoit permis d'interpréter les pensées de ce savant d'après ses actions, je sérois tenté de croire que le choix qu'il fit de ce lieu pour y établir sa demeure, prouve qu'il le regardoit comme l'endroit le plus sain de Rome.

de citer, sont beaucoup plus rares que dans les autres. Les convalescences sont de courte durée, les fiévres moins longues et plus bénignes , les hommes plus forts , plus vigoureux, ainsi que l'a observé également notre auteur. Il dit dans le passage suivant, *homines, qui hic nascuntur, et vivunt, magis vegetos magisque capite firmo esse , et vita longiores existere* (1).

On remarque que quoique ces endroits soient élevés et bien exposés, on y voit encore des personnes qui y contractent la fiévre intermittente. Il est facile d'en expliquer les causes. Je pense que les fiévres qui régnent dans ces lieux élevés, dépendent plutot de l'incurie des habitants que de l'influence de l'air et des causes adventives nuisibles, nécessairement peu nombreuses et peu actives; mais comme l'atmosphère du bas des monts et de la plaine dans laquelle se trouve la masse de la population, est plus chaude par l'effet d'une réflexion plus abondante des rayons solaires et d'une ventilation moindre que ne l'est celle des monts, il en

____

(1) De victu Romanor. cap. 1.

résulte que les personnes qui viennent du
centre de la ville au Quirinal ou vers le
Capitole, non seulement augmentent leur transpiration par le mouvement qu'elles se donnent, mais encore éprouvent d'une manière
sensible le passage subit d'un air chaud à
un autre plus frais ; et c'est à ce prompt
changement de température qu'une série de
maladies fébriles doivent naissance.

C'est également par cette même raison que
les pensionnaires de l'Académie Impériale des
beaux-arts contractent si facilement la fiévre
dans leur palais situé à la Trinité des *Monti*,
palais que l'on considère comme un lieu mal
sain , tandis qu'il ne nous paroit offrir que
l'inconvénient attaché à tous les endroits
élevés, où le soufle alternatif des vents cir-
culants sans obstacle, modifie la température
et suspend promptement la transpiration des
personnes qui viennent de la partie basse
de la ville où l'air est plus chaud et où il
a moins d'élasticité. Je crois que cette tran-
sition instantanée d'une atmosphère diverse
est la cause la plus puissante des fiévres que
quelques pensionnaires y contractent. Je dois
cependant faire mention de quelques autres

inconvénients qui n'appartiennent qu'à ce palais. Sa façade principale est au sud, dont elle reçoit les vents du même nom sans obstacle. L'entrée en est aussi fraiche que celle d'une cave en été ; l'intérieur du premier étage est obscur, et l'air n'y circule pas librement; son voisinage de la *Villa Borghese* et des jardins dont il reçoit des colonnes d'humidité du côté de la façade qui est au nord, en rend l'air des soirées, des nuits et des matinées très-frais. L'isolement de ce local de la partie peuplée de la ville ne peut pas, selon moi, être considéré comme une cause d'insalubrité, puisqu'il est sur la ligne des vents du nord, et qu'il est assez élevé pour que tous les vents puissent déplacer librement les masses d'air qui l'entourent, et détruire sa stagnation.

Toutes ces considérations prises dans leur ensemble ou séparément, présentent des causes qui peuvent nuire à l'économie animale; mais cependant on ne peut pas dire que l'air du palais de la *Villa Médicis* est essenciellement mauvais et plus mauvais que celui des autres parties de la ville, puisque les causes nuisibles sont indépendantes de l'air, et ne sont qu' accidentelles et inhérentes à la position et à la localité.

Il faut donc, pour ne pas donner prise à ces inconvénients réunis ou isolés, avoir recours à l' hygiène plutot qu' à la médecine. Les vrais préservatifs doivent consister à éviter l'action des causes qui peuvent nuire au libre exercice des fonctions. A cet effet il faut ralentir son pas pour arriver vers ce local; avant d'y entrer, il faut avoir l'attention de bien se couvrir ; on ne doit également ment ouvrir les fenêtres qui sont au nord que dans la journée, celles qui sont au midi, ne doivent être ouvertes que de neuf à dix du matin, et toutes enfin doivent être fermées au coucher du soleil. Avec ces précautions, on se garantira de la fiévre; mais si on se lasse de les observer, on contractera promptement la maladie. Le froid et l' humidité sont les deux causes principales des fiévres qu'on y voit régner en été: savoir s' en garantir doit être le soin du lecteur.

Cette partie de Rome moderne qu'on nomme *Campo Marzo* (1), partie qui du temps

______

(1) On avoit érigé un temple à Isis dans cette

de la république et de quelques empereurs
étoit hors des murs (1), ne formoit qu'une
plaine dans la quelle il n'y avoit que des
cirques, des thermes et des jeux, qui n'étoit
absolument destinés qu'à la gymnastique militaire, est maintenant très-habitée. Elle offre
des plans tantot bas, tantot inclinés et tantot montueux qui semblent former le fond du
cratère dont l'ensemble de la ville a la forme. Ce sont donc les feux, les voitures et

---

plaine. Il a été détruit 50 ans avant Jésus-Christ. Isis
par les anciens Romains avoit été mise au rang des
divinités tutélaires de la médecine. On la voit dans
quelques monuments antiques entourée d'un serpent,
symbole du Dieu de la médecine. Montfaucon Antiq.
expl. supplem. tom. II. pl. XLIII. p. 153.

(1) Le *Campo Marzo* ancien commençoit au pied
du Capitole vers l'escalier de *l'Araceli* et se termi-
noit vers le pont *Sant-Angelo* à l'ouest, vers la porte
Flaminia ou *del Popolo* au nord, et au pied de la
Trinité *des Monti* à l'est. Il a été réuni à la ville
sous le régne de l'empereur Aurélien l'an 271 de J.
Chr. de sorte que toute cette partie de la Ville
actuelle étoit, avant ce temps là, hors des murs de Rome. Le *Colle degli Ortuli* se trouvoit dans le mè-
me cas.

l'activité de la population assez abondante qui, battant l'air en tout sens, le renouvellent, le déplacent continuellement et le rendent plus salubre . Il paroit démontré que l'air devient mal-sain et mal-fesant dans tous les endroits où il est stagnant et où il reçoit des émanations humides qui ne contiennent pas seulement de l'eau en vapeurs, mais beaucoup d'autres substances provenant des localités, substances qui ne sont appréciables que par leur influence sur le systême vivant. C'est ainsi que tous les endroits désignés dans la seconde section des lieux salubres par rapport à leur population , le sont réellement par la diminution et la destruction d'une infinité de puissances nuisibles.

Je conviens que si l'on veut ensuite considérer ces endroits isolément, on verra, dans quelques uns, une position basse et sans déclivité; dans beaucoup d'autres, on observera des eaux abondantes qu'ils reçoivent et qui se perdent dans le sol; dans d'autres encore, des rues très-étroites ou des édifices très-élevés qui empêchent le jeu des vents et surtout de ceux du nord; enfin on observera que certaines ouvertures des égouts de la

ville donnent dans les rues les plus populeu-
ses, et ne sont pas peu préjudiciables à la
salubrité publique, surtout si les bouches op-
posées des égouts qui sont sur les bords de
la rive orientale du Tibre, sont tournées vers
le sud; parcequ'alors les vents méridionaux,
qui longent le Tibre, soufflant avec force, pénétrent dans ces conduits assez spacieux, et
font regorger dans la ville les émanations
fétides qu' ils contiennent, et qui sont produites par la décomposition des immondices.
Que celui qui recherche la salubrité fuie ces
bouches morbifères.

Une preuve évidente que les vents du sud
et du sud-est éxercent une pernicieuse influence dans ce centre habité, c'est que les morts
subites y sont plus communes, principalement
en été et en automne: ainsi que le prouve
le recueil des procès verbaux qui constatent
la mort. Je me suis procuré ces procès verbaux, et j'en ferai mention, lorsque je trai-
terai des maladies qu'on observe dans Rome.

*2. Causes de l'insalubrité des lieux de la
seconde classe, et maladies qu'on y observe.*

Le quartier du *Trastevere* que j'ai mis avec
raison au nombre des lieux insalubres, est
situé dans une plaine au pied du Janicule
et à la partie occidentale du Tibre. C'est
dans cette plaine qui appartenoit à l'Etrurie,
que furent le camp de Porsenna et les jardins de César, ainsi que le prouve ce vers
d'Horace, *Trans-Tiberim longe cubat is prope
Caesaris hortos* (1). Ce quartier est exposé
aux vents du sud et à tous ses intermédiaires. Ces vents brûlants porteurs de beaucoup d'humidité, et peut-être, comme je l'ai
déjà observé, d'émanations fétides provenant
des marais les plus voisins de Rome, éxercent une action débilitante sur les habitants
de Rome, et développent chez eux la diathèse propre aux maladies fébriles. Ce quartier de la ville, du côté de l'ouest et du nord,
ne reçoit qu'une partie de ces vents ; parcequ'étant dans un endroit bas, le mont
Mario, le Janicule, et les grands édifices, tels

---

(1) Sat. lib. 1. 9.

que Saint Charles *a' Catinari*, Saint André de la *Valle*, le palais *Farnèse* et la grande façade de l'Eglise neuve empêchent qu'ils n'y circulent. Le brouillard qui plane le soir sur le Tibre enveloppe ce quartier, et est encore une cause d'insalubrité.

Une de ces erreurs populaires, si communes à Rome, semble avoir accredité que les maisons qui sont très-voisines du Tibre, sont saines, et que celles qui n'en sont que peu éloignées sont mal-saines. Comment est-il possible que la cause débilitante diminue d'intensité à mésure qu'on se rapproche du foyer d'où elle part? Cette idée est dénuée de sens. Le passage suivant de *Doni* prouvera que l'opinion de ce savant observateur est opposée à celle du vulgaire: *denique ut universim rem definiam, quaecunque loca crebris aedificiis ambiuntur, atque editiora sunt, et in septentrionem, atque orientem spectant, et longius à Tiberi absunt, salubriora: vice-versa quae seiuncta sunt, et remota à frequentioribus tectis, situque sunt humili, ac maximè in convallibus; tùm propiora Tiberi, in meridiem, atque occasum solis spectantia, nimis salubria à peritioribus habentur. Quae verò media quadam conditione sunt, ita ut partim bonas, partim malas qualitates participent; prout plures, paucioresve utrinde sumpserint, ita magis, vel minùs salubria existimantur* (1). Enfin le quartier du *Trastevere* est vaste, et sa population, quoique nombreuse, est mal repartie: car on y voit beaucoup de rues entièrement désertes.

L'Isle Tibérine, autrement dite de Saint *Barthélemy*, n'est pas plus saine de nos jours qu'elle ne l'étoit autrefois. Cette peste désastreuse qui fit tant de ravages en l'an de Rome 461, éxerça particulièrement sa puissance mal-fesante sur les habitants de cette Isle : ce qui engagea le Sénat Romain à consulter les Augures et à envoyer des ambassadeurs à Epidaure, où étoit le célébre temple d'Esculape. Ils en rapportèrent un serpent qui sauta du bâtiment, et se perdit dans l'Isle, au moment où l'on touchoit au port. Cet évenement fut regardé comme une inspiration divine, et le lieu qu'avoit choisi cet animal sacré, symbole du Dieu de la médecine, parut être celui qu'on

____

(1) De rest. salubr. agr. rom.

devoit consacrer à cette divinité (1). A cet effet on lui érigea un temple que le temps a détruit, et sur l'emplacement duquel on a construit l'église de St. Barthélemy. Cette peste et tant d'autres rapportées par Tite Live, qui se développoient à l'époque de l'année où les fièvres sont endémiques et plus ou moins abondantes, suivant les constitutions atmosphériques, n'étoient sans doute que les fièvres intermittentes pernicieuses que nous observons de nos jours, dont Rome a du être toujours le théatre, et dont les ravages devoient être prodigieux autrefois, parce que les vrais moyens curatifs étoient inconnus.

En remontant le Tibre, suivant sa partie occidentale et cotoyant le Janicule, on trouve la belle rue de la *Longara*, qui doit son insalubrité, constatée par tous ceux qui sont forcés de l'habiter, à son voisinage du fleuve et à son défaut de population. Au temps de *Lancisi*, cette rue n'étoit cependant pas considérée comme insalubre, ainsi

---

(1) Valer. Max. lib. 1. cap. 8. §. 2. Plin. lib. **XXIX.** cap. 1.

que le prouve le passage suivant: *venti simi-*
liter occidui omnino salubres, favonii idcirco
appellati, maxime omnium, cum vesperascit,
per majorem urbis partem facile spirant; et
quanquam incolentes Janiculi radicem (quam
caeteroquin sol oriens cum tiberinis halitibus
aspergat, minus forte clementem reddit) iisdem
priventur, eos tamen aquilo juvare solet; prae-
sertim qua parte ad regionem viae , quae vul-
go a longitudine Longaria *dicitur, positi sunt,*
eo quod liberiorem boream sua etiam latitu-
dine excipiat (1). L'auteur tout en blâmant
la position de cette rue, ne la trouvoit insalubre que parcequ'il la croyoit exposée aux
vents du nord et privée de ceux de l'ouest.
Je me permettrai de chercher ailleurs les
causes essencielles de l'insalubrité de cette
rue : je les trouve dans le voisinage du Tibre, dans les vapeurs humides qui s'en élevent, dans la stagnation de l'air et dans les
exhalaisons infectes du cimetière du Saint
Esprit, que les vents du couchant y apportent. Quant aux vents du nord, supposant
avec *Lancisi* qu'ils pussent être mal-fesants,

---

(1) De nativ. rom. cœli qualitat. cap. III. §. XIII.

leur effet est en partie détruit par l'obstacle que leur oppose le fort *Sant'Angelo* et plusieurs bâtiments élevés. Cette supposition d'ailleurs me semble combattue victorieusement par les observations journalières et générales qui démontrent au contraire que ce sont les vents du sud qui sont nuisibles.

Le quartier de *Borgo* auquel le mont *Mario* et les collines Vaticanes enlevent une partie des vents du couchant et qui reçoit directement tous les vents du sud, est plus ou moins mal-sain, suivant, ou qu'il est frappé plus directement par les vents du sud, ou qu'il reçoit moins les vents du nord, ou que ses rues plus ou moins peuplées soient voisines ou éloignées du Tibre, des collines Vaticanes et des fossés du fort *Sant'Angelo*. La partie de ce quartier, auquel on affecte plus particulièrement le nom de *Città Leonina*, quoique tout ce quartier en ait porté le nom, est presque entièrement déserte, et confine les fossés du fort *Sant' Angelo* qui dans certains temps sont remplis d'eaux stagnantes qui proviennent des débordements du Tibre et des pluies abondantes : cette partie est plus mal-saine que toutes les autres rues du même quartier. Il y a régné, au rapport de *Lancisi*, en 1695 et à différentes autres époques, des épidémies de fiévres intermittentes pernicieuses et pestilentielles (1). Les fiévres intermittentes qui régnent dans le reste du quartier, n'ont pas ordinairement un caractère pernicieux, à moins que les individus ne les aient contractées dans la campagne. Les malheureux ouvriers qui travaillent hors de Rome, sont ceux qui ont le plus à craindre ce genre de maladies ; ainsi que les charretiers qui vont, pendant la nuit, charger le vin dans les pays voisins. Les émanations nocturnes dont l'influence est si délétère, en moissonnent une grande quantité.

Quant aux collines Vaticanes qui dominent ce quartier que le sud-est bat avec force, elles ont toujours été considérées comme insalubres, en raison, je pense, de ce que l'air et les exhalaisons du terrain n'y sont jamais déplacés que lorsque des pluies abondantes viennent rompre ces couches d'air permanentes et infectes. Les vents du sud-est

____

(1) Op. cit. cap. IV. §. XII.

ou siroc, sont retenus par l'élévation de ces collines et par leur forme circulaire.

Volaterranus rapporte qu'il y avoit anciennement un temple dédié à la fiévre à l'endroit où est maintenant le Vatican : et comme ces temples, ainsi qu'on le verra par la suite, n'ont été élevés qu'aux endroits où cette maladie fesoit le plus de ravages , c'est donc à tort qu'un auteur très-moderne a considéré cette partie de la ville comme salubre. Le temoignage de *Tacite* sur l'insalubrité de cet endroit et le passage suivant de *Marsilio Cagnato* viennent à l'appui de mon opinion. Ce dernier dit : *agri Vaticani ob insalubritatem infamis habitatio , frequens et undique ob aedes pontificis ad eum locum concursus , quod noxium omnino videri debet* (1) .

La partie de Rome la plus riche en antiquités, cette terre jadis couverte de monuments qui attestoient la gloire et la puissance des Romains, monuments magnifiques dont elle étale encore avec orgueil les débris im-

―――――――――

(1) Op. cit.

posants; ce *Campo Vaccino*, enfin, (qui comprenoit anciennement, en partie les *Forum Romanum, Olitorium* et *Boarium*) se trouve situé dans un lieu bas, entre le Palatin, le Capitole et l'Aventin, qui le parent de tous les vents de l'est, du nord et de l'ouest. Il reçoit en revanche tous les vents du sud, et surtout le siroc ou sud-est. Les eaux qui viennent du Palatin vont se perdre dans cette enceinte, séjournent dans quelques endroits, y entretiennent une humidité nuisible et y croupissent.

On observe en été que l'air y est très-chaud, très-lourd et rempli d'exhalaisons fétides et délétères qui causent beaucoup de maladies.

Le *Campo Vaccino* ne devoit pas être sain du temps des rois de Rome ancienne, puisqu'il confinoit avec les lacs de Juturna et de Curtius, avec les terrains fangeux, autrement dits les *Pantani* (où se trouve l'arc de ce nom) et le Vélabre, laisse d'eau qui étoit entretenue, non seulement par une source qui venoit du Palatin , mais encore par *les débordements du Tibre. Les habitants du Forum Romanum* étoient obligés de le passer en barque pour se rendre à l'Aventin et au grand cirque (*Circo massimo*).

Le *Circo massimo* si célèbre dans l' histoire par l'enlévement des Sabines , cirque fameux que Tarquin fit construire à l' imitation de celui que Romulus avoit fait dans l' ancien *Forum*, étoit destiné aux courses de chevaux et de chars, aux combats à pied et à cheval, aux luttes et aux jeux des athlètes. Ce cirque situé entre le Palatin et l'Aventin , témoin des exploits des héros de l' antiquité qui l'avoient destiné à être le théatre des nobles jeux de la guerre, est maintenant transformé en jardin et consacré à des travaux moins brillants .

Les fiévres intermittentes qui régnent abondamment dans tout le *Campo Vaccino* jusque vers le *Circo massimo,* sont rébelles et d'une mauvaise nature . Les fiévres adynamiques y sont abondantes en automne surtout. Les convalescences y sont longues et difficiles: les fiévres d' été varient de type à l' infini, laissent le plus communément des engorgements dans les viscères du bas ventre, particulièrement à la rate, et ne se terminent bien que vers le mois de mars, si le sujet est fort, et s'il a observé un regime soigné et tonique : car autrement, elles finissent par l' hydropisie, l'anasarque, l'hydrothorax et souvent par le marasme, avec une fiévre lente nerveuse causée par l'état squireux qu'acquièrent les glandes mésentériques.

Les habitants ont le teint pâle et jaunâtre: leur fibre est très-rélachée: on y voit assez fréquemment des hernies : et dans la classe indigente, il y a des teigneux, des scrophuleux, des rachitiques, des scorbutiques et des épileptiques assez abondamment.

Le lecteur verra avec étonnement qu'après avoir établi en principe que la population diminue l' insalubrité dans certains endroits de Rome, j'ai rangé la Juiverie (ou *Ghetto*) endroit très-populeux parmi les quartiers les plus mal-sains. Les découvertes chimiques et physiologiques semblent détruire mon opinion. Ces découvertes nous ont fait connoître la composition de l'air et sa décomposition dans les poumons qui en absorbent l'oxigène dont une partie se combine avec l' hydrogène carburé qui se dégage du sang veineux et cède en même temps au sang le calorique qui le tenoit à l'état de gaz, forme de l'eau

et de l'acide carbonique; l'autre portion beaucoup plus petite se condense dans le sang
avec lequel elle est portée dans la circulation,
tandis que l'azote de l'air est expulsé dans
l'expiration, avec l'acide carbonique et l'eau
que l'oxigène a formée, sans avoir éprouvé la moindre diminution et la plus légère
altération. Malgré cette apparence de contradiction, j'avancerai qu'une population excessive, renfermée dans des appartements étroits
et des rues basses à l'abri du soleil, présente des inconveniënts graves, et qu'au
contraire une population calculée et en rapport avec les habitations, loin de nuire aux
qualités de l'air, le renouvèle souvent et le
meut en tous sens. Les endroits bas, surtout
sans ventilation, et où il y a des matières
végétales et animales en décomposition, présentent cet inconvenient. L'excessive population resserrée dans le *Ghetto*, long
corridor étroit et infecte très-près du Tibre, la privation presque totale des rayons
du soleil, la mal-propreté des lieux et des
habitants, les régles de l'hygiène par eux
ignorées, et une infinité de causes nuisibles
permanentes rendent ce quartier très-insalu-

bre. Ce seroit un bienfait rendu aux quartiers voisins que de renverser cette cloaque
morbifère.

La réligion et la vie privée de ces habitants qui ne se nourissent que de mauvais
aliments, et qui font un usage immoderé d'huile, de viandes salées et de légumes, donnent
aisément la solution des causes de la série
nombreuse des maladies asthéniques auxquelles ils sont sujets ainsi qu'aux fiévres pernicieuses du climat dont ils éprouvent l'action
à son plus haut période.

Les maladies qu'on observe parmi eux le
plus fréquemment sont, chez les hommes, des
maladies des testicules (1) et des hernies in-
guinales; chez les femmes, des hernies om-
bilicales, des descentes de matrice, des leu-
corrhées ; dans les deux sexes les gales in-
vétèrées, la teigne , les dartres , le rachitisme, le scorbut, les scrophules, les vieux ul-
cères aux jambes.

____

(1) Toutes les maladies dont les testicules sont
susceptibles d'être atteints , (surtout le sarcocéle)
sont bien plus communes dans le midi de l'Italie
que dans le nord.

La face des Juifs dont l'angle, d'après *Camper*, n'est pas à leur avantage sous le rapport des facultés intellectuelles, est pâle et étiolée. Leur race est généralement foible, d'une petite stature; et une grande partie des jeunes gens appelés à la conscription ont des difformités osseuses produites par le rachitisme. Ils sont hémoptoïques, et ont ainsi que beaucoup de Romains, des anévrismes artériels dont le siége est le plus ordinairement dans la crosse de l'aorte.

Le *Colle degli Ortuli* (*Collis Hortulorum*) où étoit autrefois le Cirque de Salluste, et qui s'étend depuis le Quirinal jusqu'au mont *Pincio* où est maintenant la *Villa Borghese* qui est inhabitable dans la saison d'été à cause de l'humidité de son atmosphère et des eaux stagnantes qu'on y entretient, a été placé par *Doni* parmi les lieux très-salubres, en dépit de l'expérience qui prouve tout le contraire. Ce qu'il y a de singulier sur le compte de la *Villa Borghese*, l'une des plus belles *Villa* de l'Italie, c'est que la cause la plus puissante de son insalubrité part du temple d'Esculape, où ce dieu tient à ses pieds un lac d'eau stagnante.

La partie occidentale de ce *Colle degli Ortuli* (1) qui domine la rue du *Babuino*, la place *del Popolo*, la partie inférieure du *Corso* et une partie de *Ripetta*, arrête dans leur course rapide les vents du sud, et les force d'y séjourner; ce qui en rend l'air lourd et suffocant. Les émanations du Tibre et celles du sol des jardins qui sont au bas de cette colline, augmentent encore l'humidité de l'atmosphère. On observe le matin et le soir, un brouillard épais qui couvre cette partie de la ville.

Le mont *Mario* au couchant et le *Colle degli Ortuli* au nord enlèvent à la place *del Popolo*, au *Babuino*, à la partie inférieure du *Corso* et de *Ripetta* les vents salutaires. Les vents du nord ne font que glisser sur ces masses d'air qui y sont permanentes et ne les déplacent pas. Ainsi les émanations du sol et du Tibre unies assez souvent aux vents du sud expliquent donc assez clairement les causes qui occasionnent, pendant l'été et l'automne, tant

---

(1) C'est sur cette colline qu'on fait maintenant le jardin du grand César, jardin qui fait partie des nombreux embélissements décretés par sa maj. imp. et royale.

de fiévres intermittentes, simples et pernicieuses, et souvent même des continues nerveuses et adynamiques. On a observé que, chaque fois que des constitutions atmosphériques
ont fait règner des fiévres continues, d'une
manière épidémique, c'est toujours dans ce
quartier qu'elles ont été plus nombreuses et
plus malignes , comme le prouve le grand
nombre de fiévres nerveuses et putrides qui ré-
gnèrent en 1785 (vers la fin de l'été) , en
1802 et 1803, époques aux quelles les fiévres
exercèrent à Rome de grands ravages dans
toutes les classes de la société et dans tous
les quartiers. On a été à même d'observer,
dans l'été de 1808 , l'influence délétère de
l'atmosphère de ce quartier, par la mortali-
té qui s'étendit sur les dragons du 23 régiment qui étoient logés dans les casernes qui
se trouvent sur la place *del Popolo* et hors
de la porte du même nom. Les maladies ré-
gnantes étoient des fiévres intermittentes et
remittentes pernicieuses, ictériques, comateuses
et diaphorétiques.

J'en ai assez dit sur l'insalubrité de cette
place pour démontrer évidemment qu'il y

a le plus grand danger à habiter ces casernes, à dater du 20 juin jusqu'au 3o octobre
environ (1).

Les convalescences, dans les quartiers mentionnés, sont longues et pénibles; et les rechutes chez les personnes qui ont eu la fiévre
tierce en été, sont souvent répétées. Le moindre trouble dans les digestions, et la plus
légére fatigue rappellent volontiers en hyver
la fiévre qui se présente sous le type quarte, fiévre qu'il est dangereux de vouloir traiter
avec du kina. Ces sortes de fiévres qui repa-
roissent de temps en temps avec ce même type,
sans que le malade ait d'embarras gastrique
ou d'obstructions dans les viscères abdomi-

---

(1) Il est bon d'observer que tous les lieux déja
cités cy-dessus sont, sous le rapport de la salubrité,
réduits à la même condition, à dater du moment
où commencent les pluies abondantes d'automne jusqu'à l'époque des chaleurs : c'est-à-dire que tous sont
également habitables et plus ou moins salubres. Ce n'est
que pendant les mois d'été, du 2o juin, année commune, au 2o octobre qu'on peut avec raison admettre de
semblables distinctions , d'après les causes adventives
d'insalubrité que j'ai fait connoître précédemment.

naux, et sans qu'elles l'empêchent de vaquer à ses affaires, deux à trois heures après l'accès, sont bien différentes de ces fiévres avec type semblable, mais récentes; elles exigent une toute autre méthode curative. Je serois tenté de croire que cette périodicité fébrile est due à des mouvements d'association qui se répètent dans le système des nerfs, puisque j'ai connu des militaires qui avoient la fiévre quarte depuis un an ou deux, sans éprouver dans aucune de leurs fonctions le moindre signe de maladie: ils conservoient même assez d'embonpoint et surtout un grand appetit. On remarque encore que de semblables maladies résistent souvent à tous les médicaments imaginables, tandis qu'elles sont emportées, au moment où l'on s'y attend le moins, par un excès , ou de boisson spiritueuse , ou d'exercice forcé, ou d'aliments; enfin par tout ce qui peut déterminer, dans le système des nerfs, des mouvements brusques et opposés aux premiers; ils opèrent en détruisant le mode d'action vicieux contracté par l'effet de l'habitude. Je reviendrai sur cet objet en traitant des fiévres intermittentes et rémittentes de

tout type, simples ou pernicieuses , et des
rechutes qu'on observe.

J'ai cru devoir comprendre dans la deuxième section des lieux insalubres les anciens
monts considérés par *Doni*; les uns comme
médiocrement salubres, et les autres comme
très-salubres etc.

J'observerai que ces monts étoient jadis
moins mal-sains; et je crois en effet que s'ils
étoient habités, ils seroient plus salubres. Tels
sont:

Le Palatin, où *Evandre* avec une colo-
nie d'Arcadiens bâtit sa ville l'an du monde 2740; où Rome ancienne fut ensuite com-
mencée, 490 ans après le siège de Troie; où
furent élevés *Romulus* et *Remus*; où naquit
Auguste; où habitèrent Cicéron, Catilina et
Sénéque (1).

Ce mont qui fut, pendant des siécles, le
séjour des Césars , n' offre plus de nos jours

---

(1) C'étoit dans une caverne qui étoit sous le mont
Palatin qu'on célébroit en février les Lupercales, que les
uns disent avoir été instituées par Romulus en l'honneur de la louve sa nourrice, et les autres, transportées
par Evandre, de l'Arcadie dans le Latium.

que des ruines, des vignes et des jardins qui
portent le nom d'*Orti Farnesiani*. Cet endroit qui paroit destiné à devenir un jardin
botanique, n'a plus de population ; il est exposé aux quatre vents cardinaux ; mais il reçoit surtout l'influence du siroc, dépuis 1780,
époque à laquelle on coupa une forêt (1)
qui étoit sur le littoral vers Nettuno. Cette
forêt par sa position modifioit le souffle des
vents du sud et les rendoit moins brulants et
moins humides. On s'apperçut fortement dès
lors de la grande influence de ces vents sur
Rome : car il m'a été dit par un réligieux,
éxistant encore, du couvent de St. Bonaven-
ture sur le Palatin, que l'année où l'on tail-
la ces bois de tres-haute futaie, sur tren-
te frères qu'ils étoient dans le couvent,
vingt furent atteints de fiévres pernicieuses ou
ataxiques intermittentes et rémittentes , de
continues adynamiques, dont plusieurs mouru-
rent , et que les autres dix eurent tous des
accès de fiévre intermittente simple. Ceux qui
résistèrent au danger de ces maladies , eu-

---

(1) Cette forèt fesoit partie des anciens Bois Sacrées.

rent des convalescences pénibles, longues et difficiles.

On avoit consacré, sur ce mont, un temple et un autel à la Déesse fiévre (*Dea febris*). *Tomassini* (1) fait mention d'une pierre sur la quelle on a trouvé une inscription dédiée a cette Déesse :

FEBRI . DIVAE . FEBRI

SANCTAE . FEBRI . MAGNAE

CAMILLA . AMATA . PRO

FILIO . MALE . AFFECTO

P .

Il·y avoit encore, près de ce mont, un temple à la Déesse *Feronia* qu'on invoquoit dans les maladies de langueur, suivant ce qu'en dit Augustin (2).

L'Aventin, grande colline formée de deux proéminences, et l'une des plus spacieuses de Rome, fut réuni au Palatin par *An-*

---

(1) In Graevii Thesaur. Rom. Antiqu. vol. XII.
(2) De Civ. Dei, lib. IV. cap. XXI.

cus Martius. L'on y voit encore des restes du temple de Diane, et l'on prétend que *Trajan* y avoit un palais. Ce mont est voisin du Tibre dont il reçoit les émanations humides, ainsi que celles de la campagne qui l'environne. Je pense que sa surface habitée, où se trouvent différentes maisons, est peut-être plus insalubre en raison des variations atmosphériques, qui, à cette hauteur, se font ressentir promptement, que par l'effet des vents du sud et des exhalaisons du Tibre. Ce mont cependant n'est pas exempt d'un dégré d'insalubrité rélative et commune à toutes les parties inhabitées de Rome.

L'Esquilin, que *Servius Tullius* réunit à la ville, et au pied duquel il fut tué, et qui vit l'infame *Tullie* faire passer son char sur le corps de son père Servius, est en partie habité ; mais la plus grande portion, c'est-à-dire, celle qui s'étend de l'église de Sainte Croix de Jérusalem jusqu'à la descente de Sainte Marie Majeure, est très-peu peuplée, et considérée par conséquent comme insalubre. Les jardins qui entourent les maisons, contribuent à en augmenter l'insalubrité, par l'eau qui s'éleve du sol et dont se charge l' atmosphère (1) . Non seulement les habitations ceintes des jardins ont à craindre les émanations du sol, mais encore celles provenant de la putréfaction des plantes.

Cette partie du Viminal qui va des Thermes de Dioclétien aux pieds de la caserne des gardes départementales à *Sant'Agata*, et qui se prolonge jusque vers les ruines du temple de *Minerva Medica*, fut également, par le même *Servius*, réunie à Rome : elle étoit autres fois très-peuplée, et est actuellement presque déserte et garnie de *Villa* et de jardins : ce qui fait que, tant en raison de sa position que de son défaut de population, elle est également insalubre.

Il y avoit encore, dans le voisinage du temple de *Minerva Medica*, et à l'endroit où est l'arc des Trophés de *Marius*, un autre temple à la fiévre (2).

Le *Coelius*, où fut le palais de *Marc Aurèle*, qui comprend la partie occupée par *San-Gregorio, San-Giovanni in Laterano*, et par

____

(1) Galien Epid. I. Ramazzini de morbis artificum, et de Virginum Vestalium valetudine tuenda.

(2) Voy. Valer. Max. lib. II. n. 6.

les hôpitaux de *San-Giovanni,* qui fut habité
par les Albains et réuni à Rome par *Ancus
Martius ,* est aussi très-mal-sain dans la saison d'été, parce que les vents du sud et du
sud-est ou siroc y soufflent avec force, et qu'il
n'y a ni bois, ni population suffisante, ni édifices qui puissent diminuer ou atténuer le
danger de leurs pernicieuses haleines.

On célébroit autre fois, au mois de juin,
sur ce mont, une fête en l'honneur de la
Déesse Carna (*Dea Carna*) (1), qui pré-
sidoit aux viscères et aux accouchements. Ce
fut *Brutus* le premier consul qui érigea ce
temple à cette Divinité.

Il est arrivé plusieurs fois que des hommes
de garde à la porte *San Giovanni,* relevant
de maladie et sortant de l'hôpital militaire,
ont contracté des fiévres pernicieuses, dont
ils sont morts au premier accès, et quelques
heures après leur rentrée au dit hôpital. Il
y a également eu des soldats qui sont morts
subitement à cette porte. J'en ferai mention
autre part.

---

(1) Macrob. Saturn. lib. I. cap. 12. pag. 173.

Les plantations de canne (*arundo donax* L.) qui avoisinent la porte *San-Giovanni* , sont des reservoirs infectes, qui augmentent les causes puissamment débilitantes; elles contribuent à rendre cette porte mal-saine , et font que la plupart des hommes de garde , à l'époque des chaleurs, viennent souvent à l'hôpital, le jour même qu'ils descendent la garde, atteints de fièvres intermittentes graves.

Ce fut encore sous le régne de ce même roi que le Janicule fut réuni à la ville, dont la population augmentoit prodigieusement, de jour en jour, par le transport des habitants des villes voisines qu'on admettoit à Rome après les avoir vaincus . Quoique *Doni* ait placé ce mont parmi les endroits très-salubres , je ne puis m'empêcher cependant de le mettre au rang de ceux qui sont dans la deuxième subdivision de la seconde classe qui comprend les lieux insalubres par le défaut de population. La partie orientale de ce mont où est maintenant *San-Pietro in Montorio*, est mal-saine, parce qu'elle est entièrement déshabitée et entourée d'eaux, de jardins et de vignes . Sa pointe orientale que l'on nomme *Salita di Sant'Onofrio*, étoit anciennement si salubre qu'au temps de *Lancisi*, on y envoyoit les malades de la ville pour y changer d'air. Elle est devenue maintenant très-insalubre , en raison des effluves fétides et délétères qui s'élevent du cimetière de *Santo Spirito* . Ce cimetière lui est contigu et se trouve sur la ligne directe des vents du couchant: ce qui fait que quand ces vents soufflent, toute la colline de *St. Onofrio* reçoit des colonnes d'air infecte , qui s'étendent même jusq'à la *Longara* , et qui contribuent dans la saison des chaleurs au développement des maladies de ce quartier et à sa dépopulation.

Indépendemment des causes adventives et de celles inhérentes aux localités dont nous avons déja fait mention, et qui ont servi à former nos deux grandes divisions sur la salubrité et l'insalubrité de certains quartiers, il en est d'autres qui appartiennent entièrement au domaine de l'hygiène publique , et qui sont du ressort de la police médicale: cette partie a été négligée dépuis plusieurs siécles, et ne s'est relevée qu'au moment où, par un bienfait inapréciable, l'ancienne capitale du monde est redevenue la propriété du plus grand des gouvernements.

Quoique Rome ait déja éprouvé des changements et des bonifications, que ses hôpitaux ne soient plus des laboratoires où des analyses et des synthèses de gaz méphytiques et contagieux se renouveloient sans cesse, que les prisons ne soient plus des cloaques infectes et obscurs où les coupables confondus éprouvoient le double châtiment des peines morales et des affections physiques, que la plus grande partie des rues et des places ne soient plus autant de reservoirs à immondices où la nature en secret tend à détruire ce qu'elle a créé; quoique, dis-je, les autorités françoises aient diminué une partie des causes prédisposantes et efficientes des maladies, il reste encore une infinité d'observations à faire concernant la salubrité de Rome, qu'il n'appartenoit qu'à la police médicale de découvrir, et dont je vais faire l'énumération. Ces observations que je crois devoir faire suite à la salubrité partielle, ne m'empêcheront pas d'accorder dans la suite de l'ouvrage un article à l'hygiène et aux moyens préservatifs à employer pour se garantir le plus possible du génie dominant autant qu'actif qui désole les habitants, principalement dans la saison d'été.

On sait qu' à l'imitation des Egyptiens, les anciens Romains commencèrent à brûler les cadavres , vers la fin de la république. Il avoit été ordonné, par la loi des douze tables, que la combustion s'en fît hors de la ville, pour obvier à ce que les miasmes infects qui s'en dégagent, ne fussent nuisibles à la santé. On les brûloit sur la *Via Appia* (1). Par la suite *Adrien* et *Antonin* le Pieux défendirent d'ensevelir les morts dans l'encein-

---

(1) *Hominem mortuum in urbe neve sepelito, neve urito. Tab. X. de jur. sacr. Pandect. Justinian. tom. II., et Gravin. Orig. Jur. tom. I. lib. II. tab. cit.* On sait que les Egyptiens n' ensevelissoient pas les cadavres sous terre dans la crainte que l'inondation du Nil ne les mît dans un état de putréfaction qui eut pu devenir nuisible à la salubrité publique. Ils les brûloient ou les mettoient dans des endroits élevés pour y être embaumés et desséchés.

On forme maintenant à Rome deux cimetières hors des portes. L' un hors de la porte *San-Lorenzo* , et l' autre hors de la porte *Angelica.*

te de la ville, sous peine d'une amende de
quarante pièces d'or. Les cimetières des Chré-
tiens furent transportés au dehors des murs
et établis sur les huit principales routes. Dans
les temps modernes, on prit la dangereuse
habitude d'ensevelir dans les églises où les
cadavres plongés dans un caveau obscur ne
rencontrent aucune des conditions nécessaires
à leur prompte dissolution. L'air, le calorique
et l'eau, dont la combinaison ternaire devient
indispensable à cette opération chimique, ne
s'y trouvent jamais réunis : les humeurs animales qui séjournent sur ces pavés n'y sont
jamais absorbées; aussi observe-t-on, après des
siècles , dans ces caveaux, des corps encore
conservés presque dans leur premier état après
la mort. Il en est dont quelques parties sont
réduites en adipocire. Si l'on entre, par exemple, dans l' église de St. Laurent *in Lucina*,
(je cite celle-ci de préférence parce qu'elle
est située au centre de la population et qu'on
y a déposé beaucoup de cadavres) dans cette
partie de Rome jadis comprise dans le *Campo Marzo* , on sent tout-à-coup une odeur
infecte et délétère provenant des tombes

où les morts entassés forment des foyers abondants de gaz mal-fesants. Ces exhalaisons sont d'autant plus facilement appréciables que l'air ambiant contient plus de calorique. L'influence pernicieuse de ces miasmes sur le systême vivant, et les maladies contagieuses qu'ils occasionnent, n'ont pas besoin de nouvelles preuves: elles sont, depuis long temps, malheureusement trop avérées.

Le cimetière de *Santo-Spirito* qui est *intra muros*, est très-mal situé, puisqu'il confine avec le quartier de St. Pierre, le Vatican, la *Longara* et *St. Onofrio*, sur lesquels il verse communément ses miasmes infectes.

Les boucheries éparses çà et là dans la ville augmentent encore les effluves azotées mal-fesantes et tant redoutées, dont la puissance débilitante vient augmenter les maladies. Les corroyeurs et les tanneurs dont le voisinage atteste la présence de substances putrides en expansions gazeuses dissoutes dans l'air, ou qui n'y sont que mélangées sont aussi dans une des parties de la ville, les plus habitées, et concourrent, avec les autres causes accidentelles, à altérer la masse d'air qui forme l'atmosphère de ces quartiers. Les vendeurs de poissons (1) et les charcutiers qui jettent dans la rue les eaux croupies dans les quelles les viandes salées ont macerées, viennent aussi augmenter la masse des exhalaisons infectes.

CHAPITRE SEPTIÈME.

Considérations sur Rome antique et moderne, comparées sous le rapport de l'insalubrité relative.

J'ai cru devoir former le septième et dernier article de ce premier mémoire de quelques considérations sur Rome antique que des auteurs fanatiques et enthousiastes de l'antiquité veulent nous persuader avoir été très-salubre.

On sait que ce fut *Tarquin* l'ancien qui forma la *Cloaca maxima,* pour servir au des-

---

(1) *Owington* a prétendu que l'insalubrité de l'Isle de Bombay près de la côte de Malabar, étoit due à la mauvaise odeur que répandent les poissons dont on se sert pour fumer les arbres. *Allgem. historie aller reisen.*

séchement du Vélabre. Pline dit que Tarquin l'ancien fit faire ce très-grand égout, *operum omnium dicta maxima*, puis il poursuit: *durat tamen a Tarquinio Prisco annis DCCC.* Les lacs de *Curtius* et de *Juturna*, ainsi que les eaux stagnantes et fangeuses nommées *Pantani*, lui étoient contiguës. Toute cette partie du *Forum* étoit donc marécageuse avant son régne, ainsi que le prouvent les citations de *Juvenal* (1), de *Tibulle* (2), de *Denis d'Halicarnasse*, et principalement de *Tite Live* dans le passage suivant: *ut infima urbis loca circa Forum aliasque interjectas collibus convalles, quia ex planis locis haud facile evehebant aquas, cloacis e fastigio in Tiberim ductis siccat* (3). *Marius Caton et Valerius Flaccus* formerent d'autres cloaques dans différentes parties de la ville: et après eux, *Agrippa* non seulement en construisit de nouvelles, mais encore il ordonna qu'on nettoyat les anciennes et qu'on y conduisit une infinité de sources d'eau, de différents endroits.

---

(1) Juvenal lib. II. sat. VI.
(2) Tibulle lib. II. eleg. V.
(3) Tit. Liv. lib. I.

Les principales sont ; la *Vergine*, venant de Salone à huit milles de Rome; la *Marzia*, du lac de Celano à 40 milles; *l'Alsetina*, du lac *Alsetino* aujourdhui de Martignano à 14 milles ; la *Sabatina*, du lac de Bracciano à 25 milles ; la *Cimina*, du mont *Cimino* près de Viterbe à 70 milles; l'eau de l'*Aniene* vieux et nouveau de Tivoli à 20 milles; *l'Appia*, qui se trouve près de la route de Préneste à huit milles ; la *Giulia*, entre Frascati et Grotta Ferrata à 12 milles , et beaucoup d'autres dont il seroit trop long de faire mention. Les égouts étoient tellement vastes, et les voutes en étoient si élevées qu'*Agrippa*, pour s'assurer de l'exactitude du travail, s'y promena plusieurs fois en bateau, ainsi que le rapporte *Pline* (1). *Strabon* (2) est d'accord avec *Pline* sur ce fait, et pour donner une idée de leur élévation, il dit qu' on pouvoit y faire entrer une voiture chargée de foin.

Les anciens se fussent-ils attachés à entre-

----

(1) Plin. lib. **XXX. Cap. XXV.**
(2) Strab. lib. **XV.**

tenir avec tant de soin ces vastes conduits,
et à les purger des immondices dont le séjour
nuisoit à l'écoulement des eaux, s'ils n'en eussent reconnu l'utilité indispensable ? Si ces travaux eussent enfin été moins importants , en
auroient-ils confié le soin aux censeurs' qui
étoient les magistrats du premier ordre? Dénis
d' Halicarnasse (1) dit qu' il est arrivé de dé-
penser jusqu'à six cent mille écus d'or pour
nettoyer ces conduits. On peut au reste lire
dans Plutarque (*Quaest. Rom.*) les réglements
des anciens Romains sur cette partie essenciel-
le de l' hygiène publique et de police médicale.

Une nouvelle preuve de la nécessité de ces
constructions souterraines, qui devenoient in-
dispensables au desséchement des marais, des
lacs et des eaux stagnantes qui éxistoient dans
l' ancienne Rome , c' est que les anciens y
avoient attaché une divinité, sous le nom de
Dea Cloacina, ainsi qu'ils l'avoient fait pour
l'agriculture et pour les bois sacrés, dont l'entretien devenoit précieux dans un climat tel
que celui de Rome.

On comptoit encore plusieurs autres marais.

______

(1) Dionys. Halicarn. lib. III.

11 *

Je ne citerai que celui nommé *Caprea*, qui étoit à l'endroit où se trouve maintenant la place et l'eglise de St. Louis des François (1). Ce fut dans le champ qui lui étoit voisin que Romulus périt d'un coup de foudre, l'an 37 de Rome, comme le dit *Tite Live* dans la citation suivante, *in Campo (Martis) tempestas regem operuit ad Capreae Paludem* (2).

Il y avoit encore dans Rome un très-grand nombre de petits lacs rapportés éxactement par *Sextus Rufus* et par *Publius Victor*, comme on peut s'en assurer dans *Graevius* (3),

---

(1) Quelques auteurs pensent qu'il étoit où se trouve maintenant le Panthéon.

(2) Tit. Liv. lib. I.

(3) *Graevius*, Thesaur. Romanar. Antiquitat. tom. IV. lib. II. cap. V.

Publius Victor fit un catalogue des régions de Rome; *Sextus Rufus* en donna un également ; *Onuphrius Panvinius* dans ses Commentaires de la République Romaine, et à l'éxemple de ces deux auteurs, a donné un noveau catalogue des régions de Rome. Il y ajouta beaucoup de choses omises par ces auteurs: et il concilia *Victor et Rufus* qui ne furent pas toujours d'accord . *Pomponius Laetus* et *Paulus Merula* dans la seconde partie de son Italie, s'en sont également occupés.

Dans la région *Capena* , on comptoit le *lacus Promethei* , le *lacus Sanctus* , le *lacus Vespasiani* , le *lacus Sudans* , le *lacus Torquati*, le *lacus Publicus*, le *lacus Bivius*, le *lacus Spei*, le *lacus Gratiae*, le *lacus Mamertini* , le *lacus Salutaris*, et soixante et onze lacs différents sans noms (1).

La région *Coelimontana* en contenoit onze sans noms distinctifs. Dans la région *Isis et Serapis Moneta*, il y en avoit vingt-cinq également sans noms ; dans celle du temple de la Paix, soixante et dix neuf : dans celle de l'Esquilin , y compris la colline Viminale où étoit le lac de *Prométhé*, il y en avoit encore soixante et dix neuf : dans la région *Alta Semita* , on en comptoit soixante et seize ; dans la région de la *Via lata* le même nombre : dans celle du *Forum* cent vingt : dans celle du cirque *Flaminius* et du *Colisé*, soixante trois, indépendemment du *Lavacrum Apollinis*, et du lac des Thermes de Néron : dans celle du Palatin (*Palatinum*) (celle-ci manque dans *Rufus*,

---

(1) Sextus Rufus, de Regionibus Urbis.

mais non dans *Victor*) (1), il y avoit quatre
vingt lacs sans dénomination particulière :
dans la région du grand Cirque, il y en avoit
quinze, non compris le Vélabre qui confinoit
avec le *Forum Romanum*, le *Forum Boarium*
et le *Forum Olitorium* (aujourdhuy place
Montanara dont nous avons déja fait mention): dans celle dite *Piscina publica*, ou-
bliée par *Rufus*, mais citée par *Victor*, on
comptoit quatre vingt huit lacs : dans celle
de l'Aventin étoit le lac de *Juturna* dont on
buvoit les eaux auxquelles on attribuoit des
vertus médicinales. Cette eau étoit dédiée à
Juturna soeur de Turnus (2). La même région
en contenoit encore soixante et dix huit autres:
dans la région du *Trastevere*, d'après *Victor*,
leur nombre alloit jusqu' à quatre vingt cinq.
*Solebant enim veteres omne aquae perpetuae re-
ceptaculum lacum appellare:* C'est ainsi que s'ex-
priment *Graevius* et *Pline. Agrippa* dit qu'indépendemment de ces lacs dont il a porté le nom-

---

(1) Victor, de Region. Urb. Roman.
(2) Ovid. Fast. lib. I.

bre à 700: on y remarquoit encore 150 jets d'eau qu'il a nommés *laci salientes* (1).

Les naumachies, qui furent faites après la première guerre Punique pour habituer les Romains aux combats navaux, n'étoient pas comprises dans le grand nombre de ces lacs. Les principales naumachies furent: la première, ou celle d'*Auguste*, à l'endroit où est maintenant *San-Francesco a Ripa* ; la seconde, ou celle de *Domitien*, sur la place d'Espagne ainsi nommée de nos jours, sur l'emplacement qu'occupe la *Barcaccia* ; la troisième, ou celle de *Lucius*, fut, dit-on, où se trouve l'ancien (2) Couvent de St. Eusebio. La quatrième, ou celle de *Néron*, étoit voisine du cirque qui porte ce nom et près de St. Pierre; mais les opinions ne sont

----

(1) Cette quantité de lacs effraie au premier abord, et paroit incroyable; mais quand on se rappelera que les anciens nommoient lacs, toutes les laisses d'eau de quelque grandeur qu'elles fussent, on ne sera plus étonné du grand nombre de ceux qu'on a comptés à Rome ; mais quelle qu'ait pu être leur grandeur, cela n'en démontre pas moins que toutes ces eaux stagnantes devoient rendre la ville insalubre.

(2) Gracv. op. cit.

point d'accord sur la position de cette dernière. Quelques auteurs prétendent qu'elle
étoit située entre le *Janicule* et le *Vatican.*

La plus grande partie des eaux qui servoient aux Thermes, aux Naumachies et aux
fontaines étoient apportées à Rome par de
longs et larges canaux, nommés aqueducs, sou-
tenus par des pilastres très-élevés. Denis (1)
nous dit que les empereurs Romains en eurent un soin particulier.

Peut-on croire maintenant qu'avec une position géographique et topographique , telle
que celle de Rome ancienne, sous un semblable climat, et avec une aussi grande quantité
de fontaines, de marais, de naumachies et de
lacs, quelle que fut leur étendue, cette ville ait
jamais pu être très saine? Non; je donnerai pour
la preuve la plus incontestable de l'opinion
contraire les temples nombreux qu' on avoit
consacrés à diverses maladies: la crainte seule
éleva ces temples. Esculape (2), la Fièvre (3),

---

(1) Lib. 3.
(2) Cic. de Nat. Deor. lib. III. cap. XXII.
(3) Volaterranus, de Caus. Ital.
Valer. Max. lib. II. cap. V. parle du temple de ce
nom qui étoit où est le Vatican.

Minerva Fatidica et Medica (1),Hygia (ou Hygea) (2), le Serapis des Egyptiens (3), l'Apollon Médecin (4), et Isis (5), mis par les Romains au rang des divinités tutélaires de la médecine, recevoient des honneurs intéressés, dont les vrais motifs étoient la crainte du mal et

---

(1) Tit. Liv. cap. XIII. et loc. cit.

(2) Tit. Liv. lib. IX. cap. XLIII.
Antiq. d'Herculan, tom. V. pag. 271.
Montfaucon Antiq. expl. Supplem. tom. I. pl. LXVIII. n. 18. pag. 180. La planche XXIII. du même ouvrage représente une mosaïque trouvée à Frascati sur laquelle sont réunis Esculape et Hygéa (Hygie ou Hygiée) que les Romains regardoient, l'un comme le dieu de la médecine et l'autre comme la déesse de la santé.

(3) Montfaucon Suppl. tom. II. pl. XLII. pag. 150. Reines. pag. 167. Eckel vol. VII. pag. 213.

(4) On dédia un temple à ce dieu sous la dénomination d'Apollon Médecin, afin qu'il appaisat les ravages d'une épidémie qui régna 461 ans avant notre ère. Tit. Liv. lib. IV. cap. XXV.

(5) Plusieurs monuments et plusieurs inscriptions antiques attestent que cette déesse étoit invoquée dans quelques maladies, puisqu'on l'a trouvée ornée des attributs du dieu de la médecine. Antiq. d'Hercul. tom. V. p. XII. Reines. p. 167.

l'espoir de l'éviter en se rendant les dieux propices.

On avoit dédié à la fièvre seule, quatre temples: ce n'est certainement pas l'amour qu'elle inspiroit qui lui valut cet honneur. *Valerius* dit qu'on n'avoit élevé des temples à la fièvre qu'afin de la rendre favorable, et qu'on espéroit par des libations adoucir ses rigueurs et se préserver de ses effets pernicieux. Il fait mention de trois de ces temples, dont l'un étoit sur le Palatin, l'autre à l'endroit où sont les Trophées de Marius, et le troisième enfin au sommet du *Vicus longus.* Il ajoute qu'on y consacroit les remèdes dont l'application avoit été utile aux malades: *Febrem ad minus nocendum templis colebant, quorum adhuc unum in Palatino, alterum in areâ Marianorum monumentorum, tertium in summa parte vici longi extat; in eaque remedia, quae corporibus aegrorum adnexa fuerunt, deferebantur* (1). Cicéron (2) et Pline (3) disent la même chose.

---

(1) Valer. Max. lib. II. cap. 5.
(2) Cic. de Nat. deor. III. 25.
(3) Plin. lib. II. cap. 7.

Il est vrai que vers la fin de la dynastie
des Tarquins, pendant la république et sous
le régne des empereurs, on s'est sérieuse-
ment occupé de la salubrité, puisqu'on a
desseché tous les marais et les lacs de l'intérieur de la ville; qu'on a formé des cloaques spacieuses dans lesquelles on a attiré
beaucoup d'eau pour entraîner les immondices; qu'on a beaucoup encouragé l'agriculture; qu'on a planté des bois sacrés; mais,
dans le même temps, on a également multi-
plié les temples d'Esculape sous les noms di·
vers que j'ai déja indiqués, non seulement à
Rome, mais même dans les pays qui se trouvent dans l'*Agro Romano* et sur le littoral
maritime, tels que *Porto d'Anzo* et beaucoup
d'autres endroits insalubres: et l'on peut croire que si l'on n'eut pas eu besoin si souvent du Dieu de la médecine, son culte eut
été moins suivi et moins fervent.

Ces autels multipliés sont la preuve incontestable de l'insalubrité rélative de Rome ancienne où il a toujours régné beaucoup de
maladies, ainsi qu'on le verra dans un autre
mémoire, où je ferai le rapprochement des
années pestilentielles et des pestes dont par-

le Tite Live (1), comparées avec l'époque
où se développent nos fiévres pernicieuses
endémiques.

Doni (2) a prétendu que Rome moderne,
telle qu'elle étoit de son temps, étoit plus
salubre que l'ancienne. Comme Rome est plus
élevée que ne l'étoit l'ancienne, elle sembleroit en effet l'emporter en salubrité; mais
il y a tant d'autres causes qui augmentent
l'influence du climat au lieu d'opposer une
digue aux affections qu'il prépare, ainsi
que le fesoient les anciens Romains par des
moyens qu'ils puisoient autant dans l'hygiène publique et privée que dans l'éducation
physique et morale, qu'on ne doit pas hazarder une semblable opinion. Ne savons nous
pas que tous les exercices des anciens Romains tendoient à leur rendre par l'éducation ce que la nature de leur climat leur
enlevoit continuellement ?

Je finirai ce chapitre par quelques consé-
quences déduites de mon premier raisonne-

---

(1) Hist. Rom.
(2) Opus citat.

ment et de mes observations journalières concernant l'insalubrité de certaines parties de la ville actuelle.

1. Toutes les parties élevées ou inclinées de Rome, qui réunissent aux localités le moins de causes accidentelles, sont toujours les plus saines.

2. Toutes les rues, quelle que soit leur exposition et où il y a une population suffisante, sont réputées saines, à l'exception de la Juiverie (ou *Ghetto*) où il y a excès de population et de mal-propreté, et où la mauvaise conformation des maisons et leur élévation empêchent le soleil d'y pénétrer, et y entretiennent une humidité mal-saine. Les débordements du Tibre qui s'y répandent dans les grandes crues d'eau par l'ouverture de l'égout qui est dans son centre, viennent encore angmenter la force de l'insalubrité.

3. On voit dans le même quartier des rues qui, quoiqu'ayant la même exposition, sont les unes saines et les autres mal-saines : la différence de la population en est la cause.

4. La stagnation de l'air toujours humide dans les lieux bas de Rome, qui sont expo-

sés aux vents du sud, étant reconnue pour
être une cause active de son insalubrité, il
en résulte que tous les endroits qui réunissent cette condition, et où les vents du nord
n'arrivent pas et ne font que glisser sur les
couches permanentes d'un air chaud-humide qui en constitue l'atmosphère partielle,
sont insalubres.

5. Le rez-de-chaussée de toutes les maisons
entourées de jardins ou situées au bas des
monts, ainsi que de celles qui sont près du
Tibre, est toujours dangereux à habiter, par la
nature humide des murs et du sol, humidité
produite par l'immense quantité de source que
les anciens ont conduites et dont les eaux ca-
chées vont se perdre dans le sol, par les débordements du Tibre, qui sort souvent de
ses limites, et remplit les caves et les rez-de-
chaussée des maisons qui l'avoisinent, et de
celles qui touchent aux égouts par lesquels
il se répand dans quelques parties de la ville.

6. Toutes les portes de la ville, en raison
de ce qu'elles sont éloignées de la partie
peuplée et qu'elles confinent avec la campagne, ont un dégré plus ou moins grand d'insalubrité, suivant la nature des vents qui les

frappent, et des lieux qui les entourent. Les plus insalubres sont la *porta San-Giovanni,* la *porta Angelica*, la *porta del Popolo,* la *porta San-Sebastiano,* la *porta San-Lorenzo* et la *porta Maggiore.*

7. Il est évidemment démontré, par l'expérience journalière, que tous les quartiers (ou *Rioni*) de Rome ont une atmosphère particulière dont le dégré d'insalubrité ou de salubrité relatives dépend des localités, de l'exposition, de la population et de l'approche ou d'émanations fétides provenant de substances animales ou végétales en décomposition, ou d'eaux stagnantes et croupies, ou même du Tibre dont la rive orientale, depuis la *porta del Popolo* jusqu'à *Ripa grande,* est un foyer de putréfaction entretenu par les immondices de tout genre qu'on vient y déposer.

Enfin les diverses causes d'insalubrité que j'ai citées et qui ont servi à établir mes distinctions parmi les quartiers et les rues mêmes, croissent ou diminuent suivant les dégrés de la chaleur atmosphérique : cette doctrine pour ce qui regarde les vallées et les plaines en gé-

néral, est conforme aux sages principes établis par Haller (1), Frank (2), Zimmer-
mann (3), Hallé (4), ainsi qu'aux expériences et aux observations de plusieurs autres
savants physiciens et médecins.

---

(1) Elem. T. III. p. 197.

(2) Frank, Vollstaendiges System des medizinischen Polizey.

(3) Von des Erfahrung II. Theil. IV. B. S. 150.

(4) Dict. Sci. med. art. Air. tom. 1.

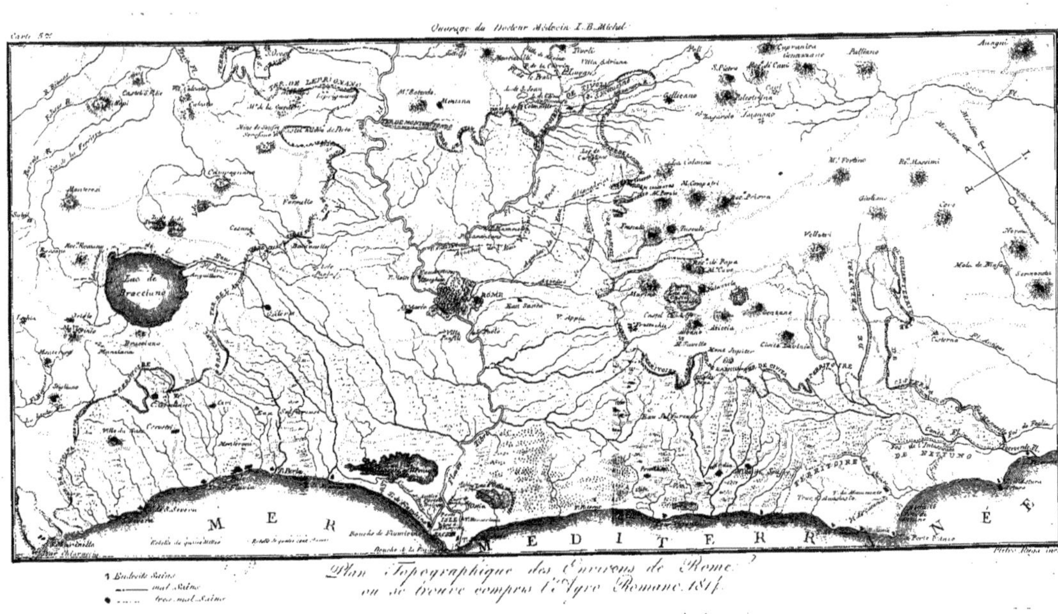

Ouvrage du Docteur Médecin I. B. Michel.
Carte 57.
VAL DE LEPRIGNANO
VAL DE MONTEROTONDO
Lac de Bracciano
M.t Botonda
Montana
Tivoli
Villa Adriana
S.t Pietro
Capranica
Genazzano
Palliano
Anagni
Gallicano
Palestrina
M.t Fortino
P.o Massimi
Velletri
ROME
V.a Appia
Cori
Nettuno
Mola de Mofet
MER   MÉDITERRANÉE
Plan Topographique des Environs de Rome
ou se trouve compris l'Agro Romano. 1814.
Endroits Sains
mal Sains
tres mal Sains
Pietro Ruga inc.

www.ingramcontent.com/pod-product-compliance
Ingram Content Group UK Ltd.
Pitfield, Milton Keynes, MK11 3LW, UK
UKHW020248180726
13839UKWH00001B/246